智能中医

——基于人工智能的专题知识库构建研究

刘 耀 周 扬 著

U0227447

科学技术文献出版社

SCIENTIFIC AND TECHNICAL DOCUMENTATION PRESS

·北京·

图书在版编目（CIP）数据

智能中医：基于人工智能的专题知识库构建研究 / 刘耀，周扬著. —北京：科学技术文献出版社，2023.5（2024.12重印）

ISBN 978-7-5235-0036-1

Ⅰ．①智… Ⅱ．①刘… ②周… Ⅲ．①中医学—信息处理系统 Ⅳ．① R2-05

中国国家版本图书馆 CIP 数据核字（2023）第 033580 号

智能中医——基于人工智能的专题知识库构建研究

策划编辑：周国臻　　　责任编辑：孙江莉　　　责任校对：张吲哚　　　责任出版：张志平

出　版　者	科学技术文献出版社
地　　　址	北京市复兴路15号　邮编 100038
编　务　部	（010）58882938，58882087（传真）
发　行　部	（010）58882868，58882870（传真）
邮　购　部	（010）58882873
官 方 网 址	www.stdp.com.cn
发　行　者	科学技术文献出版社发行　全国各地新华书店经销
印　刷　者	北京虎彩文化传播有限公司
版　　　次	2023 年 5 月第 1 版　2024 年 12 月第 3 次印刷
开　　　本	710×1000　1/16
字　　　数	182千
印　　　张	11.5
书　　　号	ISBN 978-7-5235-0036-1
定　　　价	48.00元

前　言

自中医学产生两千余年来，累积了丰富的文本资源，涵盖中医古籍文献、中医现代研究文献，这些中医文本资源是中医学术价值和中国文化传承的主要载体。随着数字时代的来临，人工智能技术飞速发展，中医学知识的传承与传播呈现出全新的方式，从简单数字化，到深度挖掘、知识发现、专题知识服务，人们试图读懂并挖掘中医文本资源中蕴含的知识，将中医文化发扬光大。"以文献为中心"的文献检索和信息获取方式已不能满足需求，取而代之的是"以知识为中心"的结构化、网络化和智能化的知识服务。除面向文献研究领域外，还要更多地面向临床和科研需求，针对不同的专科、主题，从中医文献中迅速发掘出需要的知识。有鉴于此，我们基于文本理解构建专题知识，为科研和临床提供源于文献的中医原创思维与临床实践经验。

在多年自然语言处理、知识挖掘、人工智能、大数据计算研究的基础上，我们提出了"资源数据化、数据工具化、工具专题化、专题自动化"的思想，利用自然语言处理技术和机器学习方法，对公认的中医药领域知识进行重构，对相关文献进行语义标注，并构建领域本体；在语义化的基础上，通过机器学习等方法，生成语义元数据；然后，在中医专题知识库自动构建平台的帮助下，实现中医文本资源语义化过程与语义元数据体系的构建能够同步进行，从而实现中医文本资源的语义化、知识化，最终实现从中医文本资源获取、资源加工到专题知识服务全流程的自动构建过程。主要研究内容如下：

（1）理论与模型构建。中医文本资源包含各种格式，尤其是古籍文本体例繁多，中医专题知识库的生成需要对中医文本构建知识解析与知识组织模型。知识解析包括内容解析与结构解析，通过分词、命名实体识别、概念标引、概念关系发现等手段，实现中医文本的结构化。在此基础上，采用网络表示学习算法、多样化排序模型筛选专题细分类、概念关系判定模型等，实现有序化、结构化的知识组织。

（2）算法与关键技术研究。重点研究了算法的原理、代码结构、算法运行结果等，以及概念标引技术、篇章结构解析技术、关系提取方法等中医专题知识库构建需要的核心算法与技术。

（3）应用场景实证研究。从中医科研、临床诊疗等方面出发，以中医经方靶点预测、皮肤病辅助诊疗、基于古籍文本的泛专题生成为例，进行应用场景实证研究，介绍其中的流程、步骤、细节和经验，对上述理论与技术方法进行验证，最终构建了中医专题知识库自动构建平台。平台具有中医文本资源加工、本体与知识图谱构建、系统管理等功能，将古籍文献、现代研究文献进行知识解析与知识组织重构，构建中医药领域知识体系。

本书得到了教育部人文社科一般项目"数字人文视域下中医古籍知识图谱的构建与应用研究"（项目编号：22YJAZH165）的支持，项目的研究目标是本着"古籍知识化、知识服务化、服务智能化"的理念，将中医古籍文本进行结构化、语义化、知识化加工，实现对中医古籍文本内容的深度理解，能够根据科研、临床、教学等的目标驱动，提供语义检索、专题生成等知识定制服务。围绕以上目标，课题组提出了"用户需求驱动，中医理论引领，文献专家主导，信息技术实现"的研究思路，对中医古籍文本进行内容与结构双重解析，构建概念模型，挖掘其中的显性结构与隐性结构，对中医学知识体系进行梳理与重构，实现中医古籍文本的知识解析和知识组织，为中医专题知识库的生成提供理论与方法指导。

本书还得到国家社会科学基金项目"数字资源知识共享与知识再利用模式与方法研究"（21BTQ011）、山东中医药大学中医文献与文化研究院与中国科学技术信息研究所联合项目"中医古籍文本知识图谱构建与应用系统"及山东省"泰山学者攀登计划"团队经费的支持，项目开发并完善语义资源生成、领域本体自动构建、泛专题生成等关键技术。

本书内容分为七章：第1章为绪论，简述中医专题知识库自动生成与应用的研究背景、思路及全书内容安排；第2章介绍中医专题知识库相关理论与模型基础；第3章涵盖了中医专题知识库涉及的主要算法与关键技术；第4章和第5章分别从学术研究和临床实践出发，以中医经方靶点自动预测和皮肤病辅助诊疗路径生成为例，探索了知识再利用场景；第6章详细介绍基于中医古籍的泛专题知识综合生成方法；第7章对专题知识库自动生成依托的平台系统进行介绍。

在编写过程中，本书参阅了大量的图书和文献，特别是引用了部分图表、数据等，在此向有关作者表示诚挚的感谢。在研究过程中也得到王振国教授等诸多业界专家、领导、同事的帮助和支持，在此一并致谢。研究生张逐、张瑾、谢若昀、李冠霖在前期的数据处理与案例实现中做了大量的工作；研究生陈一风、李浣青、翟雨、刘枫、赵钰潇不同程度地参与系统测试及内容整理方面的工作，特别是陈一风同学，在书稿整理中发挥了较大的作用，在此一并表示感谢。同时，也向开发团队人员及出版校对人员表示感谢。

本书涉及中医学、文献学、信息学、计算机科学等学科知识和技术，聚焦中医古籍文本资源的数字人文开发与应用并进行了跨学科研究，可以为中医文本资源的深度开发与应用提供理论参考与技术支持，为中医临床、科研、教学研究提供源于中医古籍的原创理论与经验。可供从事中医古籍文本理解、中医药数字人文、中医科研与临床诊疗等研究者参考使用。

由于作者水平有限，书中若有错谬之处，恳请同行专家和读者批评指正，以便进一步修订完善，为中医文本解析、知识组织与专题知识构建贡献更大的力量。

目　录

第1章 绪论

1.1 研究背景

中医是我国传统医学理论与实践之集大成者，凝聚了中华民族数千年来与疾病作斗争的宝贵经验。而中医文本资源是中医学术价值和文化传承的重要载体，因此，中医知识挖掘很大程度上依赖于中医文本资源的电子化、结构化与知识化。自20世纪80年代开始，中医典籍数字化建设逐渐取得了丰硕的成果[1]，珍贵医典基本实现了电子化，可供检索、阅读的中医药典籍数据库、知识库逐步建立。在大数据环境下，以电子化和全文检索为基础的中医文本研究模式已难以满足教学、临床、科研的需要。面向众多专题需求，专题知识库应运而生。专题是对特定主题知识的有序化组织、管理与呈现，其对象可以是某个具体的概念，也可以是某个类别或是某个领域[2]。专题知识库通过技术手段对特定领域或主题的知识进行集中组织、展示与管理，具有资源组织形式标准化、专题特色鲜明、服务方式灵活个性等特点，能够进行专业深入的知识应用与管理[2]。专题可以用来指称一个或某几个特定专题，中医药学领域常以专题为形式进行学术或临床研究，因此，中医专题知识库的构建对中医学术研究和临床应用起到至关重要的辅助作用。

当前，业界已有基于各种需求搭建的中医知识库与专题知识库，可以提供知识检索、来源文献发现、知识问答和知识可视化关联组织等服务。然而目前已有的中医知识库与专题知识库普遍存在知识挖掘不够深入、结构化粒度不足、隐性联系挖掘不足、生成专题信息有限等问题。这些局限性一定程度上限制了中医知识的挖掘、传播与应用。

尤其在大数据时代，信息量剧烈增长[3]，"以文献为中心"的信息获取方式已不能满足用户的需求，"以知识为中心"的结构化、网络化和智能化的知识服务已成为研究重点[2]。信息收集、准确解析是研究发现成功的基础。通过构建结构清晰、资源解析层次丰富的知识库，可以充分发现、利用中医文本资源中的宝贵知识。对比之下，现有中医专题知识库的进一步发展主要面临如下问题：

（1）知识解析层次不足：中医资源数字化建设大多停留在显性信息的处理上，缺乏对中医文本的深度结构化与解析，缺少文本内篇章结构与知识结构的发现。

（2）专题组织不够丰富：中医资源相关知识点数量多，知识线条长，知识网络层次丰富，然而就已有的中医知识库中呈现的专题展示而言，并未体现出足够的信息广度和联系深度，有限的专题信息无法为中医研究与临床实践提供足够的知识辅助作用。

（3）资源整合能力有限：随着医学快速发展，医学相关数据库推陈出新，多模态医学资源极大丰富，而当前中医知识库尚未与各类医学资源进行有效联动，阻碍了中医知识服务的智慧化场景尝试。

（4）知识服务形式单一：当前已有的中医专题知识库主要面向文献研究领域，缺乏用于中医药学临床实践的服务探索，因此中医文本深度挖掘技术以及有针对性的知识服务能力还有待提高。

1.2　研究思路

随着大数据和人工智能技术的更新迭代，知识服务领域也在不断丰富与发展，这也为中医专题知识库的完善提供新的思路。现有专题知识库的局限性与当前丰富的应用需求之间的矛盾决定了中医专题知识库亟待步入新的研究阶段：首先，需要引入先进的知识解析技术，从底层对中医资源进行深度解析，充分挖掘出中医文本资源这座宝藏中蕴含的丰富知识点、知识联系与隐性知识结构，作为数据基础；其次，需要逻辑严谨、结构清晰的中医知识的组织形式，探索根据不同业务需要，采用针对性的呈现形式组织出包含不同信息量的知识专题；最后，依托差异化的知识组织形式，搭建将中医知识进行再利用的智慧化场景，使之更好服务于中医学术研究和临床诊疗。

在本书中，中医专题知识库的搭建是以知识为中心：知识解析得到概念和结构，这是后期知识组织和再利用的资源基础；知识组织将解析所得的知识点、知识联系以及知识结构进行计算和筛选，为知识检索、可视化展示、科研和临床再利用等后续操作提供组织基础；知识的再利用需要借助机器学习、深度学习等算法实现，例如将结构化的知识形态与先进的医学数据库联动实现知识自动对外获取，或借助于算法将医学知识用于临床辅助诊疗。总之，高度结构化、精细化、智慧化的专题知识库有助于探索多样化的医学知识服务形式，是对医学知识学术价值和临床价值的再次挖掘。

基于以上思路，本书研究的基本出发点如下：

首先，实现中医文本资源全解析：中医文本资源包括中医书籍及单篇文本，文本资源全解析从结构和内容两方面出发，全面深入地挖掘中医文本的概念实体、显性结构和隐性结构，解决现有文本研究结构化分析不够深入、结构语义和内容语义脱节等问题，更全面地发现中医资源中蕴含的知识及联系，让中医资源这座"原矿"释放更大的生命力。

其次，提供更丰富的知识组织形式：在知识专题的基础上，提出泛专题的概念。本质上，泛专题是较大数量级的专题集合，强调对文本挖掘的全面与深入性。本书认为，只要是中医文本资源中能够挖掘出的知识点，均能通过计算、标引，生成相关的泛专题，具备知识点全面、知识线条长的特点，最终可以成为对外服务的再生资源，为科研、临床工作人员提供更丰富的知识辅助。

最后，探索应用场景：①探索学术研究应用场景：在中医资源知识解析的基础上，可以实现对外知识自动获取，促进医学研究流程自动化。以中医经典方剂——经方为例，以经方为单位进行靶点研究，通常要人工检索文献，确定古籍中每首经方的组成药物，以及书籍和期刊论文中的经方物质成分，处理同义词，将物质成分翻译成英文，再从靶点数据库获取对应的靶点，整个流程人工负担较重。本书尝试从知识解析出发，构建了基于文献的经方靶点预测模型，对经方和靶点之间的关联路径进行自动分析和挖掘，形成了一系列适用于经方靶点预测的自动化工具，丰富了中医知识的应用场景。②探索临床诊疗应用场景：中医专题知识库可以为临床辅助诊疗提供知识服务。皮肤病是常见病及多发病，病历数据具有巨大的价值，其语义知识点可用于临床辅助诊疗和健康管理。本书提出将中医知识抽取技术迁移到病历信息提取上，并基于蒙特卡洛算法对皮肤病的诊疗路径进行模拟计算，构建出皮肤病诊疗路径生成与推荐模型，为皮肤科医师规划出诊疗的下一步最优方案，这是首次将蒙特卡洛算法应用于皮肤病诊疗研究。模型自动生成最优诊疗方案推荐，避免不合理用药及过度检查。

由此可见，基于文本理解的中医专题知识库自动生成方法，不仅有助于中医文本资源的保护与挖掘，更能实现对中医知识的多场景化应用。在人工智能算法的推动下，已有的知识解析、知识组织和再利用技术得到了很强的迁移及泛化能力，其启发意义和实用价值早已超越中医药领域本身，对整个医药学领域的自动化、智慧化进程都起到推动作用。

1.3　研究内容

本书由绪论、理论研究与模型构建、算法与关键技术、中医经方靶点预测关键技术研究、皮肤病诊疗路径关键技术、泛专题综合生成关键技术与评价、中医专题知识库自动生成平台共七部分组成，研究脉络如下：

[1] 绪论（第1章）：阐述中医专题知识库自动生成的研究背景及研究思路。

[2] 理论研究与模型构建（第2章）：从知识解析、知识组织、知识再利用三个阶段阐述中医专题知识库搭建的理论支撑、业务模型与应用场景。

[3] 算法与关键技术（第3章）：基于文本理解的中医专题知识库自动生成相关算法与关键技术研究，包括融合先验知识的语言模型、概念标引模型、单篇文本隐含篇章结构解析、隐性知识结构先验关系提取等。

[4] 中医经方靶点预测关键技术研究（第4章）：构建综合经方靶点预测模型，包括经方组方药物提取模型、经方物质成分提取模型、经方靶点获取模型、经方靶点预测模型，实现从文献中直接发现经方的靶点。

[5] 皮肤病诊疗路径关键技术（第5章）：基于规则和统计两类方法解析并标引皮肤病相关资料，建立皮肤病诊疗模型，生成皮肤病诊疗路径推荐信息。

[6] 泛专题综合生成关键技术与评价（第6章）：阐述泛专题综合生成思想与方法，并从单本和多本古籍语料两种需求出发探讨泛专题生成关键技术与流程。

[7] 中医专题知识库自动生成平台（第7章）：基于以上模型、算法以及关键技术，参照实际应用需求，阐述中医专题知识库自动生成平台设计、实现与应用。综上所述，全书各章节之间的关系如图1-1所示。

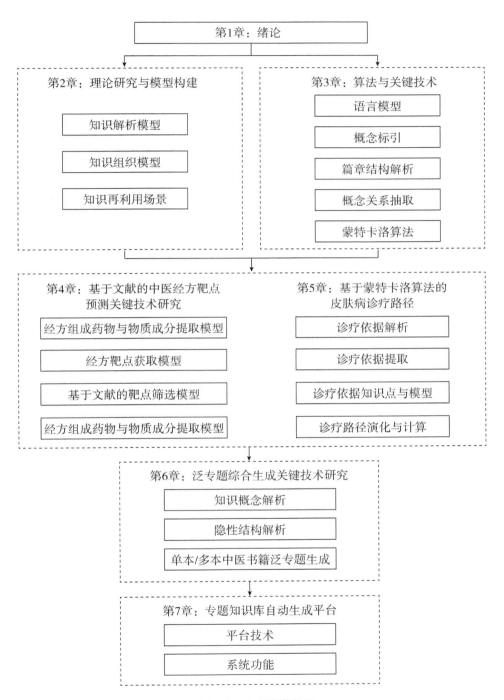

图 1-1　全书章节关系

1.4   本章小结

   本章主要介绍基于文本理解的中医专题知识库自动生成与应用研究的研究背景、研究思路、研究意义、研究内容，便于读者从宏观层面对本书的立意、整体思路及内容组织有所了解。研究背景部分梳理出当前中医专题知识库建设的不足之处，研究思路部分针对这些问题给出本书的解决思路与方法设计，研究内容部分介绍本书的章节安排。

第2章　理论研究与模型构建

　　本章主要介绍中医专题知识库生成的理论与模型，专题知识库的搭建始于语料资源，原始资源往往包含各种格式，既有结构化资源，又有非结构及半结构化资源，无法进行有效管理与深度利用。在本研究中，首先在知识解析阶段，原始资源需要从结构与内容两方面进行全面解析；随后在知识组织阶段，对解析得到的知识进行专题与泛专题生成，实现知识的深度结构化，并按照特定格式集中存储、按需重组、关联查询与展示；最后在知识再利用阶段，中医专题知识可以作为依据用于生成辅助诊疗路径或对外知识自动获取。总体而言，中医专题知识库搭建及应用的基本流程如图 2-1 所示。

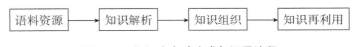

图 2-1　知识库自动生成与运用流程

2.1　知识解析模型

　　在构建知识库时，原始资源通常是书籍或单篇文本，多为非结构化、半结构化。而知识库的资源基础是结构化的知识实体及其关系，因此，我们需要对书籍与单篇文本进行结构和内容上的解析。在内容方面，无论是书籍资源还是单篇文本，都可以直接通过分词、命名实体识别、概念标引等技术进行知识挖掘。

　　在结构方面，对于非单篇文本来说，其显性篇章结构较为明显，往往可以成为知识结构提取的依据之一。以书籍资源为例，书籍信息主要分为元信息和篇章内容两部分，元信息结构和位置较为固定，篇章层次结构清晰，因此结构提取较为简单。而单篇文本不同于多篇文本，没有显性的篇章结构，且因为其篇幅较短、所含概念不丰富，其中概念与概念间的关系通常较难发现，难以据此构建隐性篇章结构。因此，单篇文本全解析在结构方面需要基于概念关系发现模型与隐性篇章结构发现算法。书籍和单篇文本全解析模型如图 2-2 所示。

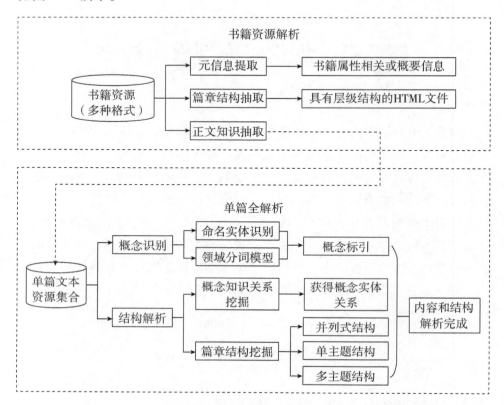

图 2-2　书籍和单篇全解析模型

2.1.1　书籍显性结构解析

本小节针对书籍资源解析，我们根据规则可以准确提取书籍元信息和篇章结构。

（1）元信息抽取

元信息往往指文档的属性或概要信息，通常包含作者、朝代、书籍分类等，在书中以非结构化的形式存在。元信息提取的目的在于将非结构化的属性信息显性化，从而能被计算机直接读取与利用。我们直接采用基于规则的方法对元信息进行匹配。首先编写朝代、作者、编者等需要提取的实体类，接着观察元信息在语料中的位置和格式，通过位置、格式等信息编写正则表达式，最终将提取的信息保存在 < info > 和 < exinfo > 标签中。其中 < exinfo >

作为外部信息，提取示例如图 2 - 3 所示。

```xml
<?xml version="1.0" encoding="utf-8" standalone="yes"?>
<medicalbook>
    <name>本草汇</name>
    <info>
        <author>郭佩兰</author>
        <dynasty>清</dynasty>
    </info>
    <exinfo>
        <editor>郭君双</editor>
        <editor>杨俊杰</editor>
        <editor>陈婷</editor>
        <editor>胡成湘</editor>
        <editor>周扬</editor>
        <abstract>
        《本草汇》18卷，补遗1卷，附图244幅（脏腑经络图36、药图208）清·郭佩兰辑。它是一部本草辑录
        体文献，汇集了清以前几十种医学全书及《神农本草经疏注》《本草纲目》等多部本草专著的重要
        内容，前八卷依阴阳标本、脏腑经络、虚实宜忌、四气五味等药学理论为基础，并紧密结合临证内
        外妇儿等百余种疾病的机理认识，分述了药物对应关系；后十卷精选470种药物主治歌赋、经典专著
        的疏解及著名医家的临证用法，并附以简明药物修制方法；卷末附录补遗14种常用药物。该书汇集文
        献全面системтом而量大，是研究明清本草与临床结合密切的一部本草专著。本次整理选用康熙六年本衙
        藏版的梅花馆本为底本，汲取国内外多种珍贵文献版本校勘，为广大中医药工作者提供便于阅读研
        究的最佳读本。</abstract>
        <instruction>
        清·郭佩兰辑《本草汇》18卷，补遗1卷，刊行于清康熙六年（1667）。是一部综合类本草辑录体文献
        。卷首附图244幅（脏腑经络图36、药图208）；卷1至卷3为药学理论；卷4至卷8为临证用药，以疾病
```

图 2 - 3　元信息提取

（2）篇章结构抽取

针对电子化的书籍资源，我们调用了 Java 工具代码将 Word 文档首先转为 HTML 格式。转换为 HTML 格式的古籍可以直接看出章节标题标签和内容标签，便于下一步解析。接着，读取格式转换后的语料进行结构解析，根据 HTML 标签分别提取 < h1 > 作为章节标题、< h2 > 作为一级标题，< h3 > 作为二级标题，提取 < p > 标签下的文本作为内容。我们采用了基于规则的方法进行处理，直接通过正则表达式匹配以中文标号开头的小节，并在空格或句号处断句。将前面的部分作为标题，往下分段作为正文，最终解析后完整的 XML 文件如图 2 - 4 所示。

```xml
<body>
    <chapter>
        <title>神农本经校注序</title>
        <para>
        梁《七录》始载有《神农本草经》三卷，而《隋志》因之，当即陶隐居编《别录》所据之本也。唐宋以来，修
        本草者皆用陶书，而单行本遂微。其所传本大都从《太平御览》及《政和本草》中辑出，虽非《梁录》之旧，
        犹是陶序之遗。其三百六十五种之目，明·李时珍称为宋本原文，允然可信。今观其书药名多合于《尔雅》，病
        名悉合乎《内经》，可以徵《疏》、郭《注》之异同，可考汉法唐方之正变。凡治经业医之士，皆当宝之，
        岂诸家本草所可同日语哉！《神农》之品不云乎用《神农》之品不无效，用《别录》之品亦
        有不效者。呜呼！尽之已。第以其词浑雅，其义深远，自非浅学所能窥，加以外说脱佚不一而足，至于药物名
        实之是非，本非墨守旧说所可尽读之。往往掩卷而叹，四十年来有得辄记，随时弃改。今年八八，精力难继，
        姑录所存，以俟习斯术者择焉。
        </para>
    </chapter>
    <chapter>
        <title>凡例</title>
        <para>
        余成是书晚，所引证书向多借阅于人，久病健忘，恐未免张冠李戴之诮，愿有同志，逐将原书对勘一过，则幸
        甚。存佚书，本应分别引证，今以文繁，概从《证类》《纲目》所载。
        古说，本应备引原文，今以文繁，概约其词旨。
        诸家同异，本应辨晰以去惑，而经生成例，今以文繁不辨，但著其说之是者。
        </para>
    </chapter>
</body>
```

图 2 - 4　中医古籍 XML 格式

可扩展标记语言（XML）可以用于标记电子文件，使电子文件具备结构。在计算机中，标记是计算机能够理解的，并能处理其中包含信息的一种信息符号。XML 文档可以自定义标签，具有自我描述性，且可通过 Solr 进行索引，进一步实现文档查找、排序和深度解析，符合本研究需求。XML Schema 是一种用于描述和规范 XML 文档逻辑结构的语言，可以直接使用 XML 语法来定义，同时还可以约束数据类型，使 XML 文件更加结构化，便于使用。通过 Solr 入库索引，书籍资源可以自由上传至展示平台，如图 2-5 所示。

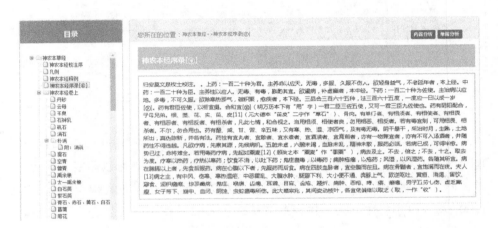

图 2-5　中医古籍 Solr 入库

2.1.2　单篇文本全解析

无论是书籍还是其他资源，其核心处理单位都是单篇文本，因此单篇文本全解析是知识全解析的核心所在。本节将针对单篇文本全解析模型，从内容和结构两部分展开。内容主要指概念实体识别，而结构挖掘则通过概念实体关系抽取和篇章结构提取两方面实现。

换言之，本书提出的单篇文本全解析分三个层面进行：单篇文本概念解析、单篇文本篇章结构解析与单篇文本隐性结构解析。对于一个单篇文本，以词、句、篇章的路线，对文本的概念、隐性结构与隐含的篇章结构进行解析，从而实现对于一个单篇文本的篇章级别的理解，实现对该篇章的全解析。概念解析以词和短句为单位，通过分词、命名实体识别以及概念标引对单篇文本中的文字进行解析，识别出篇章中可能存在的概念；篇章结构解析以句和篇章为单位，对于一个单篇文本，根据前文所构建的篇章结构模型，从中解析出其隐含的篇章结构；隐性结构解析以概念和篇章为单位，从文本中解析出隐含的知识结构。三层解析共同构成了对单篇文本的全解析，对单篇文本的全解析形成了对其篇章理解的基础。

2.1.2.1　概念解析

单篇文本中所包含的概念与该单篇文本所涉及的知识背景、领域或行文结构高度相关。单篇文本的行文特征决定了其中的篇章结构难以挖掘，因此，需要对单篇文本中的概念进行识别，根据概念类型及其联系，从无结构的文本中构建出隐性的知识结构。区别于非单篇文本，单篇文本一般对一个或少量主题进行描述，通过其中所涉及的概念，能够有效确定文本所涉及的领域特征，从而对其知识结构进行挖掘。可见，概念解析是单篇文本全解析的基础所在，本节对概念解析流程建模如图 2-6 所示。

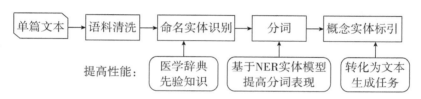

图 2-6　概念解析流程

（1）命名实体识别

在文本信息抽取研究中，一个命名实体是一类具有相同语义属性的有意义字符串集合中的一个元素。对于医学领域的文本来说，命名实体是一类较为重要的文本信息。在研究针对的中医领域，命名实体包含中医领域的实体，如方剂、药材等，以及中医古籍中常见的实体，如朝代，人名等。这些实体语义丰富，部分实体专业性强，存在大量实体嵌套情况（例如方剂中嵌套药材），因此较难进行识别。

现阶段命名实体识别的主流方法为基于深度学习的方法。通过端到端的训练，模型直接从标注数据中学习标签类别。其中，基于有监督的机器学习通常可以在命名实体识别中获得较高的准确率与召回率。然而，监督学习依赖于大量的标注数据，且依赖于标注样本的特定领域。因此，我们利用辞典资源，采用远程监督的方法进行文本的命名实体提取研究。本节采用端到端的方法，选择 Bi-LSTM-CRF 模型对辞典标注数据进行拟合。

（2）概念标引

知识标引，即从无结构的文本中，识别出现有知识体系下存在的概念，并对其所属概念的类别进行标引。而知识挖掘，则将文本中所识别出的概念建立联系，进一步从中挖掘出现有知识体系中所不存在的联系，从而达到知识结构解析的目的。

概念识别的常用方法为命名实体识别。然而，常用的命名实体识别方法的局限性也很强，例如在中医古籍文本中，除方剂、药材外，其他的概念类型，如疾病、症状、证候、病因、脉象等等大多并非由单独的名词构成，而是由单字、短句构成，如"风""癫""痰""湿""治麻风脉大而虚者""夫涩脉者，盖涩滞也"等。此外，中医对病、症的区分并不严谨，致病因素与病名也存在交叉，如"咳嗽"，既可为疾病名，亦可为症状；"内伤"既泛指"内损脏气"的致病因素，又是疾病名称。因此，仅使用基于字序列标注的概念提取模型，在识别非名词的知识概念上存在一定的困难。

MLM（Masked Language Model）的语言模型可以较好地解决这个问题。这类模型借鉴完形填空的思想，随机对一些词进行遮罩操作，通过让模型预测被遮罩的词来进行模型训练。模型在预测时，预测出的词同样为自然语言，且反映了模型通过预训练学到的知识。使用这类方式进行标签预测，从而进行知识标引，能更好地利用预训练模型中隐含的知识。基于文本到文本迁移Transformer模型（Text-to-text transfer transformer，T5）的思想和设计完形填空问题来实现少样本学习（few-shot learning）的思想，即让机器自己学会学习。本节针对医学概念识别与标引的问题，设计不同的模板来进行知识挖掘。基于此，我们将概念知识标引的问题转换为文本生成的问题。

2.1.2.2 隐性结构解析

单篇文本的知识结构解析主要从两个层面挖掘，不仅要挖掘单篇文本的篇章结构，还要从更细粒度，基于上一小节获得的概念实体，对概念实体之间隐性的知识联系进行挖掘，从而实现深层次的单篇结构解析。我们对知识结构解析流程的建模如图2-7所示。

（1）篇章结构挖掘

单篇文本并不包含显性篇章结构，因此，需要根据从该单篇文本中识别出隐性知识结构，即从单篇的无结构文本中，利用算法自动构建出隐性篇章结构。单篇文本全解析在概念抽取及关系解析的基础上，还构建了篇章结构

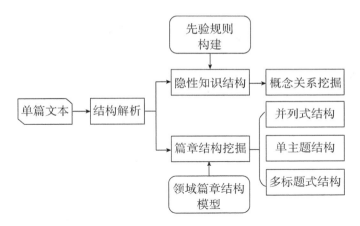

图 2 - 7　隐性知识结构解析流程

模型，便于对篇章隐性结构进行挖掘，进一步加深了知识解析的挖掘层次。

　　基于上文中得到的知识结构模型，借鉴显性篇章结构基于"标题 - 内容"构成的特点，我们构建隐性篇章的结构模型如表 2 - 1 所示。

表 2 - 1　单篇文本篇章结构模型

结构层级	知识结构特征	判断依据	说明
并列式	不存在"主题 - 内容"式结构，而是由概念关系的并列组成	无结构文本通过隐性知识结构构建出的连通分量中进行关系路径的判断，无法构建概念路径长度大于阈值 T 的概念路径	概念之间为并列关系，无法构建显性的层级结构。其中，阈值 T 用于控制"主题 - 内容"中内容层级的深度
单一主题式	由单一的"主题 - 内容"式结构构成	在知识结构的连通分量中，可以构建出概念路径长度大于阈值的概念路径	可以构建出一个与多篇文本中"一级结构"类似的篇章结构。一般用来描述一个主题概念
多标题式	文本中包含多个"主题 - 内容"式结构	在知识结构的连通分量中，可以构建出概念路径长度大于阈值概念路径，且包含多个这样的连通分量	篇章结构为多标题式的单篇文本，其中涉及的知识结构较为丰富，可以构建出多个与多篇文本中"一级结构"类似的篇章结构

（2）隐性知识结构挖掘

隐性知识结构解析需要借助于关系抽取，关系抽取是文本深度解析与结构化的基础。基于对多篇文本及其篇章结构的分析，结合概念知识标引模型，借鉴本体学习中常用的共现算法，对单篇文本中的隐性知识结构进行建模，从已有的文本资源中识别出先验的组成知识结构的关系，以此构建出符合先验关系的先验规则，从而对先验关系进行发现。

具体而言，在本体学习中，一般在待解析的文本中划定窗口，并根据词表中的概念－属性－概念的三元组共现关系进行匹配。本书首先分析所选文本的篇章结构，并依据篇章结构总结出对应的先验规则；依据中医辞典中所包含的【关系】字段，使用概念标引模型标引关系两端的概念，从而获得先验规则。

通过对所有具有篇章结构的古籍文本的显性篇章结构进行总结，对所有具有篇章结构的古籍文本共计 104 本进行分析，并依据这些显性篇章结构中的标题与正文中所包含的概念关系，总结先验规则。此外，辞典内容选取结构化的辞典《中药方剂学总稿》进行先验规则的构建，资源文本如图 2－8 所示。

麻黄汤 《伤寒论》

【组成】麻黄 6g　桂枝 6g　杏仁 9g　甘草 3g

【用法】水煎服。

【功用】发汗解表、宣肺平喘。

【主治】外感风寒，恶寒发热、头痛身疼、无汗而喘、舌苔薄白、脉浮紧。

【方义】本方证由风寒束表，卫阳郁遏，肺气失宣所致。治当发散在表之风寒，宣畅郁闭之肺气。方中麻黄既能宣肺气、开腠理、透毛窍而发汗解表，又善宣肺气而平喘，为君药。桂枝温经散寒，透达营卫，推动阴血达于体表，助麻黄发汗解表之功，为臣药。杏仁降肺气而平喘，配合麻黄宣肺平喘的之功，一宣一降，宣降有序则喘自平，为佐药。甘草既能调和麻、杏之宣降，又能缓和麻、桂之峻烈，虽为使药，又兼佐药之效。诸药同用，共奏发汗解表、宣肺平喘之功。

图 2－8　辞典体例示例

提取其中的关系类型，利用组成、用法等，并使用关系标引模型进行关系两边的概念类型判断，获得先验规则。先验规则构建完成后，将依据篇章结构获得的规则与依据辞典获得的规则进行合并，并基于人工总结的规则，得到最终的概念关系模型，如表 2－2 所示。

表 2 - 2 先验规则

概念 1	概念 2	概念关系
方剂	本草	组成
方剂	病症	主治
本草	病症	治疗
方剂/本草	功效	功效
方剂/本草	禁忌	禁忌
本草	制法	制法
本草	本草	配伍
病症	脉象	脉象
病症	人物	医案
人物	地点/时间	事件
地点	时间	事件

基于概念关系模型,可以得到单篇文本中的知识结构模型。通过对单篇文本中的概念关系进行构建,并基于概念共现将关系进行连接构建网络,可以从同一单篇文本中构建出一个或多个隐性知识结构;通过统计其中占据主导地位的概念关系类型,可以获取这一隐性知识结构的知识类型。

2.2 知识组织模型

在资源获取与知识挖掘的基础上,我们获得的不再是非结构的文本,而是结构化、层次化、有逻辑性的知识板块,在此基础上我们需要探索更好的知识组织形式,提高检索效率,同时在表现层面更加便捷直观地呈现给用户。

2.2.1 知识专题生成

医学领域常以专题为形式进行研究,例如中医药学中的方剂研究,往往先以某一代表性特点对方剂进行分类,形成相应的方剂专题,又如中医流派研究,常以人物为核心,围绕时间、空间和人物三个维度构建本体结构,用于挖掘人物之间的共性。本书对中医简单专题生成流程建模如图 2 - 9 所示。

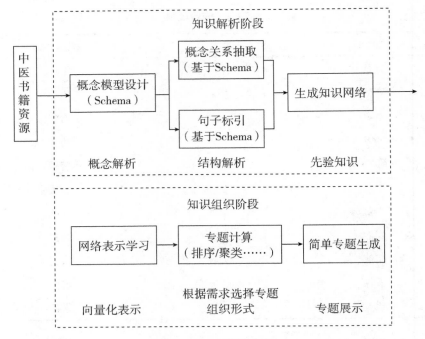

图 2-9　简单专题生成模型

从上述模型出发，以中医流派专题生成为例进行梳理。流派研究是中医人物研究中的重要层面，通过中医流派研究可以得出人物之间的师承关系、地域关联度、学术观点或思想的相似性等，中医流派专题的生成流程如下。

（1）概念模型设计

根据中医流派专题生成需要，分别预先构建出人物、朝代和地理 Schema，作为概念模型，模型涉及的字段及其信息均可从中医古籍中抽取。三者通过字段间的匹配可以形成模型间的关联关系。流派概念模型如表 2-3 所示。

表 2-3　流派概念模型

概念模型	涉及字段	说明
人物概念模型 （medicalexpert. xsd）	Name	医家姓名
	Othername	医家别名
	Dynasty	朝代
	Location	地理位置
	MasterWork	代表作
	Opinion	医家观点

概念模型	涉及字段	说明
朝代概念模型 （dynasty. xsd）	Name	朝代名
	Othername	朝代别名
	MedicalExpert	医家
地理概念模型 （location. xsd）	Name	地名
	Othername	地名别称
	MedicalExpert	医家

（2）通过关系抽取生成知识网络

基于人物、朝代、地理模型之间的关联关系构建知识网络。具体而言，将上述 Schema 标签作为点，标签间的关系作为边，构建如 ｛标签，语义关系，标签｝ 这样的三元组。当三元组不断丰富的时候，形成 ｛标签 1，语义关系，标签 2｝，｛标签 1，语义关系、标签 3｝ 时，那么标签 2 和标签 3 之间就建立了联系。例如，若多个中医作者属于清朝，那么就建立了他们之间的一种联系。知识网络的生成需要建立标签之间的关联，首先是标签信息的抽取，其次是关系的定义。

（3）网络向量化表示

使用网络表示学习模型将人物、朝代、地理模型关联得到的知识网络向量化，保留网络信息、节点内容信息和节点标签信息。

（4）聚类专题计算

将网络表示学习得到的向量表示输入聚类模型进行聚类。

（5）简单专题生成

通过对选定网络中医家节点的聚类，判定是否具有流派关系。若存在流派关系，则可以生成简单流派专题。

2.2.2　知识泛专题生成

泛专题是在专题的基础上提出的概念，是指较大数量级的专题集合。泛专题具备知识点多、知识线条长的特点。只有知识点多，才能更大程度契合研究者的专题研究需要，在研究者产生专题查阅需求时，将结果随时展示给研究者。实现泛专题生成，需要做到只要是医学中有的知识点，都能生成与之相关的专题，即需要纵向对每一本医学书籍中的知识点进行深入挖掘、分类标引；横向建立不同医学书籍中相同知识点之间的关联，并针对用户需求快速对符合条件的知识点进行整合与分类展示。

泛专题综合生成模型基于以下两点规律：任何书籍都有自身的行文结构；任何知识点都有自身的知识结构。如中医中方剂类的知识点极大可能包含方剂组成、主治、功能等，疾病类知识点可能包含症状、治疗方法、首选方剂等。

因此，按照上述模型，知识结构用先验知识来表达，行文结构用网络表示学习算法来表达，其中，我们希望通过将先验知识结构融合在网络表示学习算法中，来表达完整的古籍结构及语义内涵，研究对泛专题生成流程建模如图 2 – 10 所示。

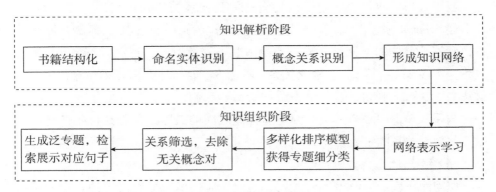

图 2 – 10　泛专题生成模型

由上图可知，知识组织建立在知识解析的基础上，而知识解析主要分为知识内容和结构抽取两个方面进行，内容体现在概念实体抽取上，而结构包含实体关系结构、篇章隐性结构等不同层面。通过知识解析形成了具有结构信息的知识网络，而对知识网络的向量化表示需要借助于网络表示学习技术实现，方便进一步用于算法处理。在知识组织阶段，我们要想实现有序化、结构化的泛专题展示效果，需要采用多样化排序模型筛选出专题细分类目，此外还需要利用分类算法对无关概念对进行剔除，保留相关概念对用于专题挖掘。最后在生成专题时，根据用户检索词，将标引的语义结构和对应句子检索出来并按照专题细分类进行展示，以实现具有丰富信息和清晰关系的泛专题效果。

2.3　知识再利用场景

随着算力、算法、知识图谱和自然语言识别等的进步，知识工程已经从单纯的搜集获取信息转变为自动化的知识服务，通过为数据添加语义知识，完成从数据到信息、到知识，最终到智能应用的转变过程。本书的案例是医疗靶点预测与医疗诊断。靶点预测是知识关联的一种体现，医疗诊断是典型的专家任务，是知识工程应用较早、使用广泛、卓有成效的人工智能技术。

2.3.1　学术研究——以中医经方靶点预测为例

经方是中医经典方剂的简称，靶点是药物发挥临床疗效时在人体内发生作用的结合位点，通过创造一种经方与靶点医学知识相互转化与关联的机制，实现医学知识有序化、文献中经方靶点发现自动化，提供给相关医学科研人员参考，减轻其文献调研负担。

从文献中发现经方的靶点，最简单的方式就是直接找到研究经方靶点的文献，提取信息。但是，由于这类文献较少，所以需要先构建从经方到靶点的不同路径，建立从经方到靶点之间的联系。经方由药物构成，药物又由物质成分组成，物质成分和靶点在靶点数据库中可以建立直接联系。因此，研究先提取经方名称、经方组方药物和经方物质成分，然后进行靶点提取，再借助靶点数据库，构建靶点筛选模型，最后将不同来源的靶点汇总，计算靶点置信度，给出经方靶点预测的列表。经方靶点预测的业务流程可以分解为经方组方药物提取、经方物质成分提取、经方靶点获取和经方靶点预测四个模块。

在组方药物提取上，通过解析多本经典书籍提取经方组方药物，自动化对比结果，并给出相对一致的经方组方药物，可解决多版研究文献资源提取关键信息的问题，这部分源于业务却不拘泥于业务本身，相反是通过简单的业务流程来验证技术的可行性，为处理类似问题提供一个通用的解决方法。

在物质成分提取上，通过期刊影响因子和是否为核心期刊对期刊质量进行分类，以经典书籍与优质期刊论文为主，一般文献作为辅助，用规则和统计结合的方式，提取物质成分术语。在物质成分提取模型中，研究先用通用分词工具切词，筛选关键句，再使用最大逆匹配对关键句重新切词分词，保证了包含特殊符号的成分术语可以被切分并提取出来。同时，研究还引入了添加了规则的 Bi-gram 模型，并通过计算词频、互信息和信息熵来发现来新的成分术语，减轻了切分词工具对初始分词词典的依赖。

在靶点获取上，研究提出了两种方式。一种方式是通过正则表达式直接从文献中提取靶点，先直接提取经方的靶点，再提取其组方药物，然后提取经方物质成分的靶点。提取方式基本相同，但是三者与经方靶点的相关性依次递减，所以对应的靶点置信度也以相应减小。另一种方式是先借助靶点数据库获取经方物质成分的靶点，再通过对物质成分和靶点共现文献进行分类，来实现对靶点的筛选。研究先从经典书籍中获取物质成分的英文翻译，再从 Drugbank 靶点数据库中获取对应物质成分的靶点。我们认为如果物质成分和靶点的关系是可信的，那么二者的共现文献中就一定有合适的文献参考。也就是说，我们通过这种方式，将靶点筛选问题转化为经方物质成分和靶点共现文献分类问题。所以，我们获取了经方和靶点共现的文献，并对文献进行人工标注，把可以佐证靶点的文献作为靶点依据文献，将是否为靶点依据文献看成一个二分类问题，并将是否具有靶点依据文献作为靶点筛选的初步依据。提供对比几种经典的文本特征，用朴素贝叶斯、KNN 和 SVM 分类器分别进行特征寻优对比实验，研究最终确定用信息增益和卡方检验结合作为特征，用 SVM 分类模型进行靶点依据文献分类，借此实现靶点的初步筛选。

2.3.2　临床诊疗——以皮肤病辅助诊疗为例

知识再利用在本书中还体现在医学专家系统资源的知识模型构建与使用。构成医疗专家系统的两大组件是知识库和推理机，知识库的作用是收集医疗诊断依据和病情诊断经验，推理机是一个特殊的控制区块，可根据特殊算法对知识点进行计算[4]。

以皮肤病辅助诊疗为例，首先从病历及皮肤科专家常用手册中提取诊疗依据知识点，然后通过特殊算法对皮肤病诊疗最短路径进行判定，从而可以实现医师诊疗过程中每一步的下一步最优路径的推荐。在此过程中，最为关键的是对皮肤病诊疗知识进行模型构建（图 2-11），形成能够适应蒙特卡洛算法计算方式的知识模式。

本书在对皮肤病病历及皮肤科医生常用手册的结构建模及句法、语法、关键词所处位置分析的基础上，形成与病历相应的两个规则库的自动标注；

然后在两大规则库的支撑下，提取病历诊疗依据知识点，并参照诊疗手册提取的相关诊疗依据知识点，形成以诊疗路径的顺序为依据分布的正方形矩阵；下一步，通过病历分析及对皮肤病诊疗依据需求规划，结合山东 A 医院、北京 B 医院皮肤科诊疗专家多年经验，形成 16 个皮肤病诊疗大类，并增减其中的诊疗依据知识点，按照蒙特卡洛算法对矩阵的构建横纵要求构建出一个 16×16 的皮肤病诊疗矩阵。最后，通过数字映射、算法补充、人工审查等多重方式对皮肤病诊疗模型进行修订与加工，如图 2–11 所示，形成算法适应性较强的皮肤病诊疗知识模型。

年龄性别	传播与流行	季节	病程	疾病	病因	皮肤症状	一般症状	部位	症状颜色	症状分布	症状形状	临床检查检验	外用药治疗	全身系统用药	物理疗法
婴幼儿男	职业接触	寒冷季节	慢性	扁平苔癣	基因与遗传	丘疹	发热	头部	红色	对称	带状	工检	清热解毒剂	免疫抑制剂	紫外线
青年男	性接触	温热季节	急性	玫瑰糠疹	家族	结节	瘙痒	头面部	褐色	局限	网状	血清类风湿因子	保护剂	维A酸	窄谱UVB
中年男	胎传	湿热季节	数月	毛发红糠疹	环境与饮食	斑片	疼痛	胸腹	黑色	泛发	环状	梅毒检查	清毒防腐剂	维生素	光化学疗法
儿童男	多次接触	凉爽季节	3~4周	银屑病病	细菌	全身症状	紫红	四肢	紫色	弥漫	苔藓	性病检查	角质促成剂	生物制剂	损害内注射
新生儿	输血	多雨季节	自限	梅毒	真菌	脓疱	水疱	体征	上肢	白色	分散	脑脊液检查	角质剥离剂	皮质激素	激光
婴幼儿女	动物	春季	长期	体癣	螺旋体	鳞屑	脓疱	关节肿胀	手	黄色	成片	真菌检查	抗病毒药	抗真菌药	放射线
青春期女	自身传染	夏季	短期	慢性湿疹	免疫与体质	甲状变	黄色	会阴部	灰色	游离	条状	斑贴试验	抗组胺药	抗组胺类	冷冻
中年女	自体接种	2年以内	慢性迁延	机体疾病与代谢	肿瘤性皮炎	听觉	足	绿色	平行	匐行性	免疫组织病理	抗寄生虫药	抗病毒药	放射疗法	针灸
绝经期女	呼吸道	冬季	2年以上	银屑病	渗出	视觉	足	绿色	平行	匐行性	免疫组织病理	抗寄生虫药	抗病毒药	针灸
月经前	接触	春夏	4~6周	水痘	动物	脱屑	呼吸道	局部	粉色	游走	地图状	细菌检查	止痒剂	抗寄生虫药	电疗类
妊娠期	医源性传染	春秋	4~8周	带状疱疹	植物	角化	神经	伸面	玫瑰色	全身	线状	疱病检查	糖皮质激素类	抗真菌药	音频
老年男	择偶接触	夏秋	自愈	单纯疱疹	化原虫	瘙痒	微发黄	屈面部	青色	散在	蝶形	斑贴检查	非甾体抗炎药	非甾体抗炎药	射频
青春期男	皮损	不定	复发	卡波西水痘样疹	支原体	紫癜	营养障害	黏膜	皮肤异色	不对称	马蹄形	皮肤镜检查	角质入酸剂	性激素	红外线
儿童女	食品	秋冬	不愈	幼儿急疹	立克次体	寄生菌	骨	胶口	透明	散乱	领圈状	皮肤CT	免疫抑制剂	生物反应调节剂	微波
青年男	病灶扩散	全年	不复发	扮药人际节	寄生虫	肿块	中毒	生殖器	发暗	聚集	圆弧形	血常规	皮肤软化剂	改善和调节微循环药物	光动力
老年女	逆行感染	秋收季节	新发	传染性软疣	病毒	糜烂	发热	神经分布	皮肤色	单个	岛屿状	血生化	维生素D类似物	抗肿瘤药	熘疗

图 2–11　皮肤病诊疗模型

2.4　本章小结

本章提出了中医专题知识库生成的理论支撑与模型构建，首先介绍了知识库搭建过程中的两大关键模型——知识解析与知识组织模型。在知识解析阶段，单篇文本全解析是其关键所在，书籍显性结构易于提取，而全篇文本解析需要分为概念解析和隐性结构解析两个层面进行，其中隐性结构包含概念关系结构及篇章隐性结构。在知识组织阶段，本章提出了知识专题和知识泛专题两种组织形式，其中，知识泛专题是指较大数量级的专题集合，可以为医学研究提供更丰富的结构化信息，打开更广阔的研究视角。在此基础上，本章还提供了两大知识再利用场景：一是以中医经方靶点预测为例，利用相关技术实现对外知识关联；二是以皮肤病辅助诊疗为例，依托蒙特卡洛算法技术实现皮肤病诊疗路径自动生成。

第3章 算法与关键技术

本章主要介绍了中医专题知识库自动生成相关的基本模型、算法与技术，重点讲解算法的原理、代码结构、所需语料及运行结果展示。为了便于读者更直观地了解算法的基本原理及主要功能，本章在介绍算法的同时还给出了运行环境配置信息、代码下载地址，并分步呈现操作步骤及所得结果，直观明了，方便读者自行操作。

3.1　语言模型构建

本节介绍基于大参数预训练模型，使用领域语料库微调的方式构建语言模型的方法。通过利用大参数模型在通用语料库上训练得到的泛化能力并在领域语料库上微调，能够有效降低模型训练成本，并在领域文本上进行的各类任务中获得良好的泛化能力。

3.1.1　基于迁移学习的领域文本语言模型

在语言模型的选取上，本书采用 BERT（Bidirectional Encoder Representations from Transformers）模型[5]进行预训练。BERT 是一种基于双向 Transformer 的自注意力模型，但其双向表示与通过叠加两层不同顺序的单向序列网络来获得双向表示能力的模型，与 Bi-LSTM 等不同，BERT 的双向表示通过遮罩（MASK）任务得到：在训练时，随机使用 MASK 对句子中的字符使用遮罩，通过被遮罩词的前向与后向的语境同时预测被遮罩的词，从而获得双向模型，且该双向表示相较于堆叠不同顺序的模型，能更有效地利用语境信息，获得更优的文本表示。

BERT 模型基于 Transformer 结构[6]实现，与 Transformer 基于 Encoder-Decoder 的架构相比，仅保留其 Encoder 部分进行文本表示，并基于 MLM 任务进行自监督训练。Transformer 叠加多个注意力头，处理文本不同位置上的信息，从而对文本进行更好的表示；同时基于 Transformer 的结构使得模型本身的输入并不具备时序信息，而是通过位置向量来代表输入序列中字符的位置，因此可以实现高效的并行计算。BERT 在 Transformer 的基础上，通过 MLM 任务进行双向表示。

在大规模语料上预训练得到的 BERT 模型具有强大的泛化能力，在训练中能够有效对词间关系进行建模，且能隐性捕捉到文本中蕴含的领域知识。同时，通过微调的方式使得多种下游任务可有效利用模型在大规模训练语料中学到知识，同时又不需要再次在大数据集上进行训练就可以得到较好的结果，使得 BERT 预训练模型可以有效应用于多种任务。

本书通过在领域语料上微调 BERT 进行继续训练，获得适用于中医古籍领域的 BERT 模型。本书采用正校对并电子化的中医古籍作为语料，这些语料包括医经、医理、诊断、伤寒金匮、针灸推拿、本草、方书、临证各科、养生、医案医论医话、医史、综合性著作十二类中医古籍，存储格式为 Word 文档（97 - 03/doc），且大多具有较为规范的篇章组织结构。

根据原文在 Word 中的格式信息，结合正则表达式对研究内容信息进行提取，同时保留原文的篇章结构。解析后的研究使用树状结构进行保存，树状结构的根目录即为研究的大标题以及卷首信息，按照原文的层次结构将各级内容保存为节点，该结构如图 3 - 1 所示。

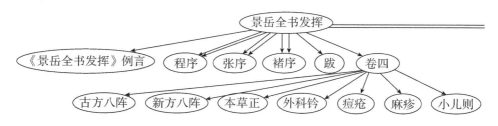

图 3 - 1　树状结构文本资源示例

树状结构采用 JSON 格式进行序列化，如图 3 - 2 所示。

在进行训练时，本书对解析过的语料进行反序列化，根据模型的最大输入长度构建语料库，其中每条训练语料为不超过最大长度的连续句子序列。本书对所有文本中出现过的无效字符进行统计并按照频率排序，建立标点符号集并筛选出标点符号、英文、数字后，将剩下的符号作为需要清洗的特殊符号进行文本清洗。

本书将正文中出现的字符全部过滤后，得到清洗后的语料。由前述语料

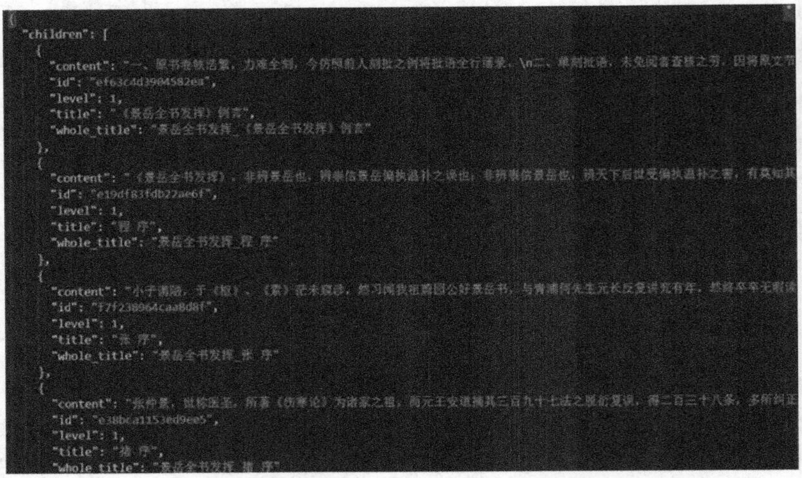

```
"children": [
    {
        "content": "一、原书卷帙浩繁,力难全制,今仿照前人删削之例将批评全行删录。\n二、编刻批语,未免阅者查核之劳,因将原文节
        "id": "ef63c4d3904582ea",
        "level": 1,
        "title": "《景岳全书发挥》例言",
        "whole_title": "景岳全书发挥_《景岳全书发挥》例言"
    },
    {
        "content": "《景岳全书发挥》,非撵景岳也,将撵伤景岳偏执温补之诬出,非撵撵信景岳,俯天下后世受偏执温补之害,有真知其
        "id": "e19df83fdb22ae6f",
        "level": 1,
        "title": "程 序",
        "whole_title": "景岳全书发挥_程 序"
    },
    {
        "content": "小子清贫,于《脉》、《素》读未瞻彻,然习我祖舅邑公好景岳书,与青浦阿先生元长反复讲究有年,然将卒卒无暇读
        "id": "F7F238064caa8d8f",
        "level": 1,
        "title": "张 序",
        "whole_title": "景岳全书发挥_张 序"
    },
    {
        "content": "张仲景,就称医圣,所著《伤寒论》为诸家之祖,而元王安道摘其三百九十七法之原位复读,得二百三十八条,多所纠正
        "id": "e38bca1153ed9ee5",
        "level": 1,
        "title": "褚 序",
        "whole_title": "景岳全书发挥_褚 序"
    },
```

图 3-2　JSON 序列化的古籍数据

描述可以看出，语料以段落作为单位。使用 BERT 进行训练时，模型对输入句子的最长长度有 512 个字数的限制，然而源语料中的段落常常超过 512 个字符，因此研究对段落进行切分最终得到用来进行训练的基于句子的语料库。

在切分方法的选择上，常用的硬切分方法为：对于超过 512 字符长度的句子，在第 512 个字符处切分，将剩下的部分作为下一句。然而，这样的切分方式会造成语义的不连贯，且下一句无法有效利用上一句的语义信息。因此，本书提出动态切分的方法，根据句末分隔符到句首的长度来确定是否进行切分，从而保留完整的句子。此外，对于同一段落中的句子，如果进行切分，则将切分后的上一句的最后一个短句加在下一个短句的句首，从而保证同一段落中的句子在切分后仍旧具有语义连贯性。

最终得到的语料如图 3-3 所示。由语料可见，对于过长的段落，采用动态切分的方法，根据句号进行切分后，原来在同一段落中的句子仍旧保持语义连贯性。

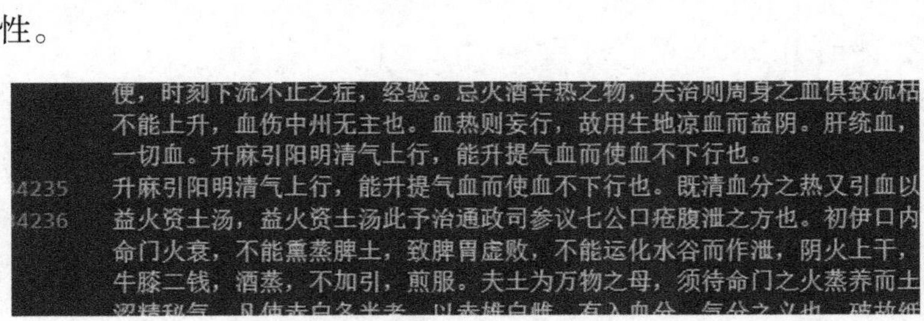

便，时刻下流不止之症，经验。总火酒辛热之物，失治则周身之血俱致流枯不能上升，血伤中州无主也。血热则妄行，故用生地凉血而益阴。肝统血，一切血。升麻引阳明清气上行，能升提气血而使血不下行也。
4235　升麻引阳明清气上行，能升提气血而使血不下行也。既清血分之热又引血以
4236　益火资土汤，盖火资土汤此予治通政司参议七公口疮腹泄之方也。初伊口内命门火衰，不能熏蒸脾土，致脾胃虚败，不能运化水谷而泄，阴火上干，牛膝二钱，酒蒸，不加引，煎服。夫土为万物之母，须待命门之火来养而土

图 3-3　动态切分语料示例

基于以上构建的中医古籍语料，本书使用在现代文上预训练的 BERT 模型进行微调。本书使用 huggingface 的 model hub 中托管的中文预训练 BERT 模型及其提供的 MLM 微调脚本进行训练。

3.1.2　基于知识增强的语言模型

深度模型学到的知识为隐性知识，人类并没有很好的办法直接从模型中进行知识抽取；此外，由于深度模型大部分为黑箱，且语言模型训练的方式为在大规模语料上进行自监督训练，在训练时无法获知模型是否学习到了某一特定方面的知识。针对中医古籍单篇文本，文本中蕴含的知识概念较为专业，且相对于通用领域的概念而言更加难以识别；单篇文本中蕴含的结构难以通过显性的语法信息与篇章结构进行发掘。

针对这些问题，本书提出在非单篇文本上进行语言模型的训练，在训练过程中融合领域文本中所蕴含的显性语法知识与隐性概念知识，从而更好地针对单篇古籍文本进行概念识别；针对单篇文本中无显性篇章结构、隐性结构难以挖掘的问题，本书通过构建先验规则与先验概念结构，并将基于先验概念结构的先验知识融入模型中，从而获得融合先验概念知识的模型，对单篇文本中的知识结构进行解析。

为了增强模型对领域知识的学习能力，在模型训练的过程中，通过将实体概念编码为向量显式地与模型的编码进行叠加，或者通过在模型的预训练过程中增加与实体相关的联合训练任务，这样能够有效地将概念知识融入模型中，从而使得模型能够更好地对文本中的知识进行建模。因此，本书在预训练模型的基础上，将领域文本的微调任务与实体概念的预测任务相结合，使用联合训练的框架，将辞典中的先验概念知识融入模型中。

本书使用远程监督标注的语料融入先验实体概念知识的模型构建。在上一节构建的 BERT 语言模型的基础上，进行融合先验概念的模型构建，在 MLM 任务的基础上，增加了实体排序任务。具体而言，对于训练语料，模型随机将其中的实体替换为错误的实体，基于 MarginRankingLoss 为模型提供正确实体的信息，如式 3.1 所示：

$$loss(x_1, x_2) = max(0, -(x_1 - x_2) + margin) \tag{3.1}$$

x_1 为模型输出的向量，x_2 为随机替换的错误实体的向量。基于 MarginRankingLoss，模型预测的向量相比错误实体的向量要更接近真实实体的向量，从而获取句子中实体的信息，本书采用辞典远程标注的命名实体语料进行模型构建。

在训练中，研究不采用 NSP 的损失函数，而是联合 MarginRankingLoss 与 MASK 字符预测的 CrossEntropyLoss 进行训练，从而以多任务学习的方式将词典中所包含的先验概念知识融入模型。

3.2 概念标引

本节介绍如何对知识库的内容进行概念标引。根据标引粒度的粗细，将概念标引分为词级别标引和句级别标引。词级别标引采用基于 Bi-LSTM-CRF 的命名实体识别算法，句子级别标引采用基于 MLM 的文本生成算法。

3.2.1 基于 Bi-LSTM-CRF 的命名实体识别

对于中医学领域的古籍文本，命名实体是一类较为重要的文本信息。在文本信息抽取研究中，一个命名实体是一类具有相同语义属性的有意义字符串集合中的一个元素，例如一种方剂或一种药材。作为专业领域文本，中医古文文本通常包含较多专业词汇，且文本长度通常较短，单字词较多，而字符数较多的词则一般为命名实体。与现代文相比，在古文文本上开展的分词研究相对较少，且集中在通用领域文本，因为中医古籍文本的特殊性而较难进行泛化，对于中医领域需要有针对地进行训练；在分词的基础上开展命名实体识别研究，则可能进一步传导分词过程中引入的偏差。因此，本书将命名实体识别任务视为序列标注问题，在不进行分词的同时提取文中有价值的信息。

早期命名实体通常基于人工构建的规则进行提取，通过构建词表以及对应的词汇特征、领域特征来从语料库中匹配实体。这一类方法通常可以实现较高的准确率，但是对领域专家有较高的依赖性，且无法进行泛化，因此较多的命名实体识别系统采用有监督的机器学习方法。机器学习方法将命名实体识别视为序列标注问题，传统机器学习方法包括 SVM[8]、CRF[9]、HMM[10]等，基于已标注的语料，通过构造特征对自然语言的标签序列产生概率进行建模，从而预测新的标签。这类方法可以实现较高的准确率与识别速度，但依赖于人工构建特征。现阶段命名实体识别的主流方法为基于深度学习的方法，通过端到端的训练，模型直接从标注数据中学习标签类别，常见方法包括 Bi-LSTM-CNNs-CRF[11]等。

基于有监督的机器学习通常可以在命名实体识别中获得较高的准确率与召回率。然而，监督学习依赖于大量的标注数据且依赖于标注样本的特定领域。中医古籍文本领域缺乏命名实体的标注资源，且进行资源标注依赖于对古文与中医药都有一定理解的专业人士，因此获取该领域的标注资源需要较高的人力成本。与标注资源的匮乏相反，在中医药发展的过程中产生了大量的辞典资源，这些辞典涉及领域广泛，词条丰富，权威度较高，且涵盖中医药领域常见的实体类别，例如方剂、药材、病因病机、病症等，因此本书利用辞典资源，采用远程监督的方法进行中医药古籍文本的命名实体提取研究，以下是详细介绍。

（1）语料处理

本书采用《伤寒论辞典》作为远程监督中实体知识的来源。解析后的辞典资源如图 3 - 4 所示。

```
麦斗散
跌伤骨折。
上为细末。每服一厘，黄酒送下。
自然铜 乳香 半夏 没药 巴豆 土鳖
一个 半分
火烧七次，醋淬七次 新瓦上焙干 去壳 生用
初跌之时整调如旧对住，绵衣盖之，勿令见风，方服药，休移动。不可多服，多则补得高起。

麦石汤
女劳疸，日晡所发热而反恶寒，膀胱急，少腹满，身尽黄，额上黑，足下热，因
上为粗散。水煎，空心服。
大麦二撮 石膏 桂府滑石
二钱
None
None

麦冬丸
消渴之人，内热小便数，虑有大痈。
上为末，炼蜜为丸，如梧桐子大。每服十九，茅根、粟米汁送下，一日二次。
栝楼根 枸杞根 石膏 升麻 玉竹 茯苓 黄芩 人参 麦冬 生姜 龙胆草 枳实
八分 四分 十分 五分 六分
None
None
```

图 3 - 4　解析后的辞典资源示例

其中，"None"表示没有内容的词条。辞典包含词条信息如表 3 - 1 所示。

表 3 - 1　辞典信息统计

	方剂	主治	用法	组成	用量	炮制	禁忌
条目数量	84094	79907	79038	84100	64984	54773	5493

从辞典中提取方剂与组成作为提取方剂与药材类实体的信息。从词表内容可见，方剂名格式较为规整，可以直接构建方剂词表；药材大部分较为规整，部分药材包含其用量等无关信息，需要进一步过滤。最终得到方剂42587条，药材349条。

本书采用基于前向贪婪算法的字符串匹配方法进行辞典到语料的实体链接，使用 BIOES 标签集进行标注。该算法的复杂度为 O（n），与简单的字符串搜索相比，复杂度大幅度降低。步骤如下：

①对于辞典的所有词条，统计词条长度并按长度索引，其中最长的词条长度记为 j。

②对于语料库 C 的"内容"字段 Content，进行分句得到 c_1，c_2，$\cdots$，c_n，其中 c 属于 Content，n 为分句后句子总数。

③ 遍历句子 $c_1 - c_n$。对于 c_i，i 属于 1，$\cdots$，n：

a）从当前字符 c_{ik} 开始，取 $j - gram$ 的子字符串在词典中查询，句首字符为 c_{i0}；

b）如果没有匹配，则 j 以 1 的步长递减直到 $j = 1$，然后向后移动 1 个字符，重复步骤 a）、b）；

c）如果匹配，则按照标注规则将 $c_{ik} - c_{ik+j}$ 的字符串打上标签，并向后移动 j 个字符，重复步骤 a）、b）直到句末。

标注完毕后，共得到 272771 条标注数据，以 txt 格式存储，示例如图 3 - 5 所示。除此之外，研究手动标注了 338 条数据作为最终的验证集。

```
下血属虚，当归散四物汤加炮干姜、升麻。
O O O O O B-med I-med E-med B-med I-med E-med O O B-herb E-h
又方：用白芷五倍子丸。
O O O O B-med I-med I-med I-med I-med E-med O
凡用血药，不可单行单止。
O O B-herb E-herb O O O O O O O
因热而作，不可用巴豆等药。
O O O O O O O B-herb E-herb O O O
用二陈汤加苍术、白术，燥去湿。
O B-med I-med E-med O B-herb E-herb O B-herb E-herb O O O O
```

图 3 - 5　标注结果示例

（2）模型介绍

本书采用端到端的方法，选择 Bi-LSTM + CRF 模型[11]对辞典标注数据进行拟合。LSTM 模型在序列数据建模中被广泛采用[12]，在 RNN 模型上进行了改进，增加了门单元以控制重复神经元的状态，解决了 RNN 中所存在的当序列过长时出现的梯度爆炸及消失问题。LSTM 通过门单元在对序列数据建模时控制信息的传递，对于当前时序 t 的信息，一个神经元的门单元包含遗忘门 f_t，输入门 i_t 和输出门 o_t。其中，遗忘门控制信息是否通过神经元，它通过一个 sigmoid 层将前一个时序的输入 h_{t-1} 与现在时序的输入 x_t 输出为 $0-1$ 的值，控制是否对信息进行"遗忘"，如式 3.2 所示：

$$f_t = \sigma\ \left(W_f \cdot [h_{t-1},\ x_t] + b_f\right) \tag{3.2}$$

输入门用于更新神经元的状态，它通过一个 sigmoid 层的输出 i_t 与一个 tanh 层的输出 $\widetilde{C}_t$ 进行向量相乘输出当前神经元状态，并基于遗忘门更新神经元状态，如式 3.3 至式 3.5 所示：

$$i_t = \sigma\ \left(W_i \cdot [h_{t-1},\ x_t] + b_i\right) \tag{3.3}$$

$$\widetilde{C}_t = \tanh\ \left(W_C \cdot [h_{t-1},\ x_t] + b_C\right) \tag{3.4}$$

$$C_t = f_t * C_{t-1} + i_t * \widetilde{C}_t \tag{3.5}$$

输出门通过当前神经元的状态控制其输出的信息 h_t，如式 3.6 与式 3.7 所示：

$$o_t = \sigma\ \left(W_o \cdot [h_{t-1},\ x_t] + b_o\right) \tag{3.6}$$

$$h_t = o_t * \tanh\ \left(C_t\right) \tag{3.7}$$

可见，通过添加由 sigmoid 函数控制的门单元，LSTM 的神经元对序列信息加以选择，改进了循环神经网络对序列数据的建模能力，因此广泛用于语言模型建模及相关任务中。

在端到端的实体标注任务中，实体标注被视为序列标注问题，通过使用序列标注集，每一个字符的实体信息由当前字符的分类表示。LSTM 因为良好的序列建模能力，经常被用于在序列标注任务中进行特征抽取。常规的 LSTM 中，序列的方向为单向，仅能对前向或后向信息进行抽取，而序列标注任务中，后一个字符的分类信息通常也对前一个字符的分类造成影响，因此，通过在每层 LSTM 中叠加一层后向 LSTM 的输出得到双向的 Bi-LSTM 模型，能够以序列方式对前向与后向信息进行抽取，提高序列标注的表现[12]。

将命名实体识别任务视为序列标注任务时，所标注的序列标签之间具有一定的转移关系。具体而言，在研究使用的 BIEOS 标注体系中，B 标签表示一个概念的第一个字，I 标签表示这个概念的其他部分，E 表示概念结尾的字符，O 表示概念以外的字或是符号，S 表示单独的概念字符，那么 I 与 O 之间不构成前后关系，I 与 S 之间也不能构成前后关系。Bi-LSTM 层通过输出字符对应的标签得分完成序列标注任务，只能学习字符序列的上下文关系，但并不能对其隐含状态的转移关系进行建模。条件随机场模型可以通过 LSTM 模型提取的有效上下文特征对隐含状态进行建模并学习隐含状态的转移关系，因此可以用来约束 LSTM 模型输出的标签，提高序列标注模型的准确率。隐马尔科夫模型（HMM）[10]、最大熵隐马科可夫模型（MEMM）[13]、与 CRF[9] 都常用于序列标注。其中，HMM 基于齐次性假设与观测独立性假设，在序列标注中的最大缺点是无法考虑上下文特征。HMM 依赖于状态和观察序列，学习的是两者概率的联合分布 $P(Y, X)$，而序列标注需要的是条件概率。对于 CRF，给定输出序列 X，可以通过 $P(Y \mid X)$ 计算观察序列 X 的条件概率，避免 HMM 对特征选择的限制。MEMM 使用的是局部归一化，无法获取全局最优解。CRF 作为一种无向图，通过全局归一化，可以很好地解决 MEMM 这种标签偏置问题，并且考虑当前输入与前向和后向输入有关，能够更好地对序列数据进行建模。因此，采用 Bi-LSTM-CRF 模型进行实体标注任务。其中 $X = (X_0, X_1, X_2, \cdots, X_n)$ 代表输入字符序列，$Y = (Y_0, Y_1, Y_2, \cdots, Y_n)$ 代表最终输出的标签序列，与输入的字符一一对应。n 表示输入句子中包含的字符数。模型基于字符，将每个字符的稀疏 one-hot 向量通过全连接层映射为稠密向量 $C = (C_0, C_1, C_2, \cdots, C_n)$ 输入到模型中。双向 LSTM 模型通过叠加前向与后向层的向量提取双向信息如式 3.8 所示。

$$H_i = [\overrightarrow{H_i}, \overleftarrow{H_i}] \tag{3.8}$$

CRF 模型用来对句子中的序列特征进行建模。对于一个线性链条件随机场，$\{\lambda_k\} \in R^k$ 为参数向量，$\{f_k(y, y', x_t)\}_{k=1}^K$ 为特征函数集，假设输入的观测序列为随机变量 $X = \{x_1, x_2, \cdots, x_n\}$，对应的标注序列为随机变量 $Y = \{y_1, y_2, \cdots, y_n\}$，则给定这一观测序列，对标注序列的线性条件随机场建模如式 3.9 所示。

$$P(y \mid x) = \frac{1}{Z(x)} \exp\left(\sum_{k=1}^K \lambda_k f_k(y_t, y_{t-1}, x_t)\right) \tag{3.9}$$

其中，$Z(x)$ 为基于当前特征的归一化函数：

$$Z(x) = \sum_y \exp\left(\sum_{k=1}^K \lambda_k f_k(y_t, y_{t-1}, x_t)\right) \tag{3.10}$$

基于对观测序列与标注序列的条件随机场建模，CRF 模型能够有效基于当前观测向量对标签的转移特征建模，基于 LSTM 抽取的特征输出 CRF，能够通过对标签的转移概率进行限制，从而提升最终序列标注模型的准确率。

（3）实验分析

本书将采用辞典自动标注的数据划分为 80% 的训练集与 20% 的开发集，并采用手工标注的数据作为最终的测试集。其中，标注实体的类型采用中医方剂与中药两种。方剂与中药大多均由名词组成，命名比较稳定，语法及句法结构相对单一，且构成中医的短句中如果出现方剂与中药，则句义多与其有关。此外，本书训练实体识别的目的之一为向基于字序列或词序列的模型在上下文中提供实体信息，使得模型能够区分中药、方剂和其余的句子成分，从而更好地进行知识挖掘，因此在基于字序列的模型中对其进行识别有一定的意义。而其他的概念类型，如疾病、症状、证候、病因、脉象等大部分的构成成分往往并非单独的名词，而是由单字、短句构成，如"风""痫""痰""湿""治麻风脉大而虚者""夫涩脉者，盖涩滞也"等。此外，中医对病、症的区分并不严谨，致病因素与病名也存在交叉，如"咳嗽"，既可为疾病名，亦可为症状；"内伤"既泛指"内损脏气"的致病因素，又是疾病名称。因此，使用基于序列标注的命名实体识别方法对其余概念类型进行识别，会使得模型难以拟合、预测结果较差。

通过训练得知，在合适的参数设置下，单层的 Bi-LSTM-CRF 模型可以很好地拟合训练数据，在训练数据划分出的开发集上，两种实体类型均达到了较好的准确率和召回率。其中，中药、方剂类型的实体一般较长，且经常单独组成短句，因此较难拟合，在实验采取的其余参数设置中，在开发集下评估方剂的准确率较为不稳定，结果最差仅为 0.78516。因此，在手工标注的测试集中评估，方剂的准确率下降较为严重，仅为 0.8 左右。在测试集中，中药的准确率仍然有 0.92，说明使用辞典标注的语料中涉及的中药大多较为准确。此外，两种类型的实体在测试集中的召回率均大幅下降，原因分析如下：

①辞典中所涉及的实体无法完全覆盖所有的实体。

②使用 BIOES 标注集时，可能存在的实体被标注为 O 类非实体，模型对其进行拟合，在预测时将实体判断为 O 类，造成召回率下降。

综合以上原因，在标注实体类型超出辞典范围时，因为 O 类标注限制了模型的泛化能力，召回率会出现较为严重的下降。研究针对以上原因进行改进，旨在提供模型的泛化能力，提升远程监督中模型的召回率。

针对上述引起召回率下降的第一点原因，本书提出使用大参数预训练模型，提升模型的泛化能力。针对第二点，在标注时仅标注字典匹配到的实体，而不标注字典未匹配到的部分，从而将问题转化为 PULearning（Positive and Unlabeled Learning）问题，即根据正例数据 P 和未标注数据 U 学习分类器来区分正例数据与非正例数据。PULearning 主要基于三类方法，包括两步法（two-step technique）、有偏学习（biased learning）和对类别先验的利用（class prior incorporation）[14]。其中，最常用的方法采用两步策略，从未标注数据中构建负例数据，从而采用标准监督学习方法进行分类。第一步为从未标注数据中构建负例数据，包括 spy 方法[15]、1 - DNF 方法[16]、Rocchio 分类算法[17] 及基于 k-means 的聚类方法[18] 等；第二步构建一个二分类器对正例数据和识别出的负例数据建模，常用方法包括 EM 算法、SVM 分类算法等。有偏学习将未标注数据视为带有噪音的负例数据，如假设负例数据中包含大量的正例数据等。常用方法包括 biased-SVM、Bagging SVM 等。第三类方法根据已有的 PU 数据构建非传统分类器 $g(x) = p$ $(s = 1 \mid x)$，并通过估计类标签的先验近似由正负例数据训练的传统分类器 $f(x)$，通常包括基于后处理（postprocessing）、预处理（preprocessing）和方法修改（method modification）[14] 的方法。

在序列标注中，负例数据即为非实体的字符 O，分布在未标注的字符中。从标注数据中提取有标签的字符串，使用预训练模型获得其上下文相关的向量，并依据其标签进行经验风险最小化获得非传统分类器。基于预训练模型强大的泛化能力，对训练数据进行重构，并选取高置信度标签，采用教师 - 学生架构从模型中蒸馏出所需实体知识，从而提高召回率。

教师 - 学生架构被用于在神经网络之间传递知识，因此经常被用于模型压缩与迁移学习。其中，教师网络被用于向学生网络"传授"知识，使得学生网络从教师网络中学习，并基于此做出预测。知识蒸馏的概念由 Hinton[19] 等提出，并提出教师 - 学生模型进行知识迁移。其中，学生模型通过最小化与教师模型的 logits 输出来学习教师模型中存储的知识。然而，在教师模型中，如果模型对数据拟合得较好，那么 logits 通过 softmax 输出的概率会给预测标签很高的概率，而只给别的类较小的概率。在这种情况下，教师模型输出所能提供的信息和标注数据集所能提供的信息没有太大差别。为了处理这样的问题，Hinton 等提出了"softmax temperature"的概念[19]，可以让模型输出软标签"soft labels"，而非与数据集标签相同的"硬标签"。对于模型的 logits 输出 z，一个样本的类别概率如式 3.11 所示。

$$pr = \frac{\exp\left(\dfrac{z_i}{T}\right)}{\sum_j \exp\left(\dfrac{z_i}{T}\right)} \tag{3.11}$$

其中 T 为温度参数（temperature parameter）。如果 T 值取 1，则类别概率为标准 softmax 输出。当 T 的取值大于 1 时，softmax 输出的特征分布则会趋于平缓，也就是变得"更软"，因此可以提供更多信息，比如与答案标签概率相近的标签信息。在训练学生模型时，基于教师提供的软标签进行优化所得到的损失为"蒸馏损失"（distillation loss），基于训练数据标签得到的损失为"学生损失"（student loss）。Hinton 等提出，在训练学生模型时，同时采用软标签的蒸馏损失与训练数据标签的学生损失并进行加权，可以让学生模型得到更好的表现[16]，如式 3.12 所示。

$$L_s = \alpha * H(y, \ \sigma(z_s)) + \beta * H(\sigma(z_t; \ T_t), \ \sigma(z_s; \ T_s)) \tag{3.12}$$

其中 H 为损失函数，y 为训练数据的标签，σ 代表采用温度参数 T 的 softmax 的输出，z 代表模型输出的 logits，α 和 σ 为权重参数。其中，蒸馏损失使用的温度参数与软标签使用的温度参数一致，而学生损失的温度参数为 1。

与使用模型输出作为知识来源并采用软标签进行蒸馏不同，Romero 等[20]提出从教师模型的隐状态进行学习，使用教师模型的中间层作为学生模型中间层的指导，使得学生模型输出的特征与教师模型输出的特征接近。此外，还包括集成多个教师模型进行蒸馏的方法[21]、少样本或无样本知识蒸馏[22][23]、多模态模型的知识蒸馏[24]、基于生成对抗网络的知识蒸馏[25]等。

在本书中，使用教师–学生架构的目的是降低被错误标注为 O 标签的实体对模型的影响，让模型同样可以学习到这部分实体的知识，因此，本书首先在第一阶段对原始训练数据集进行重构，在原数据的基础上添加模型预测的高置信度标签并训练一个教师模型；在第二阶段，采用软标签的方式进行知识蒸馏，以期提高模型的召回率。算法步骤如表 3 - 2 所示。

表 3-2　第一阶段模型训练算法步骤

Algorithm Stage1
Input：远程监督标注训练集 D、标签置信度阈值 π、序列标注模型训练轮数 E_1、Batch_ Size B_1、教师模型训练轮数 E_2、Batch_ Size B_2
Initialize：中医古文预训练模型：$M_{pretrained}$、教师模型 $M_{teacher} = M_{pretrained}$、序列标注模型 $M_{seq} = M_{pretrained}$
For each epoch in E_1 do：
For each batch in D do：
Get the contextual embedding of the entities in the batch from M_{seq}
Compute Loss L_E according to the corresponding label of entities
Update M_{seq} using L_E
End for
End for
For each sentence in D do：
Update annotation Label using M_{seq} and π
End for
For each epoch in E_2 do：
For each batch in $D_{updated}$ do：
Get the contextual embedding of the batch from $M_{teacher}$
Compute the loss L_s according to the label of the sequences in batch
Update $M_{teacher}$ using L_s
End for
End for
Output $M_{teacher}$

最终实验结果如表 3-3 所示。

表 3-3　第一阶段训练结果

指标	test_ set
f1-med	0.78
pre-med	0.76
recall-med	0.80
f1-herb	0.71

续表

指标	test_ set
pre-herb	0. 89
recall-herb	0. 59
f1	0. 72
pre	0. 86
recall	0. 62
training_ time/sec	721. 2

表中结果为训练批次大小为 4 时第 6 000 步的结果。由实验结果可以观察到，在第一阶段的训练中，仅使用 1% 的数据即可以达到接近原有模型全部训练数据的结果。此外，相对原有结果，两种实体类型的召回率均有一定提升。

第二阶段的算法步骤如表 3 - 4 所示，其中更新模型的策略参考了［26］中初始化教师模型。

表 3 - 4　第二阶段算法步骤

Algorithm Stage2

Input：更新的远程标注数据集 $D_{updated}$、迭代轮数 I、学生模型训练的

轮数 E、Batch_ size B、上一阶段获得的教师模型 $M_{teacher}$

Initialize：学生模型 $M_{student} = M_{teacher}$

For each iteration in I do：

For each epoch in E do：

For each batch in B do：

Generate soft labels using $M_{teacher}$

Compute Loss L_m of $M_{student}$ using soft labels

Update $M_{student}$ using L_m

End for

End for

Update teacher model $M_{teacher} = M_{student}$

End for

Output $M_{student}$

在第二阶段的训练中，研究采用第一阶段得到的模型作为教师模型并采用软标签的方式进行知识蒸馏，从而让学生模型可以更多地利用实体信息。在上述算法的每轮迭代中，可以认为模型生成的标签中所含的噪音更少，模型逐渐增加对生成的标签中所含知识的利用。

最终在测试集上的结果如表 3 – 5 所示。

表 3 – 5　第二阶段训练结果

指标	test_ set
f1-med	0.73
pre-med	0.65
recall-med	0.83
f1-herb	0.75
pre-herb	0.90
recall-herb	0.65
f1	0.75
pre	0.84
recall	0.67
training_ time/sec	/

分析实验结果，发现在第二阶段的训练中，模型的准确率与召回率均有提升。最终结果与最初模型的结果进行对比，证明研究所提出的方法能够有效提高远程监督中实体识别的召回率。

3.2.2　基于 MLM 的短句概念标引

文本知识标引通常是文本知识挖掘的第一步。要实现中医古籍文本知识的全解析，就需要首先纵向地对每一本中医古籍中的知识点进行深入挖掘、分类标引。对于单篇文本知识结构全解析任务来说，最重要的前提条件就是将该篇文本中所有的知识点全部解析出来，归入已知的知识体系分类中，并挖掘不同知识点之间的联系，从篇章文本中构建出有结构的知识。知识标引，即从无结构的文本中，识别出现有知识体系下存在的概念，并对其所属概念的类别进行标引。而知识挖掘，则将文本中所识别出的概念建立联系，进一步从中挖掘出现有知识体系中所不存在的联系，从而达到知识结构解析的目的。

如前所述，在中医古籍文本中，除方剂、中药外，其他的概念类型大多并非由单独的名词构成，而是由单字、短句构成。并且，病与症，致病因素与病名也存在交叉。因此，仅使用基于字序列标注的概念提取模型，在识别非名词的知识概念上存在一定的困难。因此，本书使用文本分类的方法来代替命名实体识别的方法，将命名实体识别无法提取出的概念，使用分类的方式进行提取。

文本分类方法通常采用有监督的方法进行。在传统机器学习时代，常用的文本分类算法从文本中抽取特征，使用 K 近邻（KNN）[27]、朴素贝叶斯（Naïve Bayesian）[28]、支持向量机（SVM）[29]等算法进行。这类算法的性能大幅度依赖于特征工程的质量，并因此需要大量的领域专家知识与人工标注。在特征抽取方面，深度学习模型一般可以端到端地从文本中获取上下文相关的向量，因此经常被用于文本分类中并获取较好的表现。经典的文本分类模型包括基于 RNN 的模型及其变种。在基于 RNN 的模型中，文本输入首先被嵌入为向量，送入 RNN 的一层神经元中。这些神经元具有时序关系，可以从文本中捕捉到较好的长距离依赖关系，因此可以隐含地学习到一些句法、语义知识。RNN 的中间层最终输出的结果一般经过 softmax 计算得到标签上的概率分布，并给出该文本的类别。除了基于 RNN 的模型之外，基于 CNN 的模型也经常被用于文本分类。与 RNN 不同，CNN 可以同时使用不同大小的核（kernal）在文本序列上进行卷积操作，且在卷积之后通过池化来获得长度相同的向量，因此无需 padding 就可以处理不同长度的文本。CNN 的核心在于捕获局部特征，并对捕获的特征进行筛选、组合，获取不同层次的语义信息，并最终将这些特征输出为标签。Kim 等[30]提出 TextCNN 用于文本分类，并在句子级别的分类上取得较好的结果。由于基于 RNN 的模型可以更好地捕捉依赖关系，而基于 CNN 的模型可以更好地对局部特征进行选择，因此将两者进行融合做文本分类，可以得到较好的效果。Zhou 等[31]将双向 LSTM 模型与 2d 卷积进行结合，提出 BLSTM-2DCNN 模型，并取得了较好的效果。基于大规模无结构语料预训练的语言模型有效提高了文本的上下文表示，因此大幅提高了文本分类的性能。ELMo[32]提出使用双向 LSTM 在大规模语料上进行预训练，通过预训练模型提供深度上下文语义表示，并根据任务进行微调的方式，使得模型在各项任务上都有所提升。其后，基于 Transformer 的模型如 GPT[33]与 BERT 都采用了这种方式，并且成为处理各项 NLP 任务包括文本分类任务的主流方式。

因此，在有监督文本分类中，一般包括特征抽取与设计分类器进行拟合两个步骤。在深度学习模型中，分类器一般由模型后接一层线性层将模型输出的特征投射到维度与标签类型数量匹配的 logits 向量中，并通过 softmax 输出为在标签集上的概率分布。在训练集规模较大时，此类方法可以取得较好的结果。然而，在训练数据不足时，使用这类方法进行小样本学习会带来较大的问题，其中最主要的是无法有效利用模型在大规模预训练时学到的隐含知识：模型在使用 Cross Entropy Loss 进行更新时，对目标的内在语义并没有显式的了解，无法很好地通过标签信息来利用模型内部存储的知识，也就是预训练模型在不进行微调时，对目标标签的预测与随机预测并没有太大的区别。这样的问题在 few-shot learning 的设置下更为明显。而基于 MLM（Masked Language Model）的语言模型可以较好地解决这个问题。这类模型借鉴完形填空的思想，随机对一些词进行遮罩操作，通过让模型预测被遮罩的词来进行模型训练。模型在预测时，预测出的词同样为自然语言，且反映了模型通过预训练学到的知识。使用这类方式进行标签预测，从而进行知识标引，能更好地利用预训练模型中隐含的知识。基于 Text-to-text transfer transformer 的思想[34]和设计完型填空问题来进行 few-shot learning[35]的思想，本书针对中医古籍中概念识别与标引的问题，设计不同的模板来进行知识挖掘。

本书将知识标引的问题视为文本生成的问题。对于句子 $S = \{s_1, s_2, \cdots, s_n\}$，$S$ 为由短句所组成的完整长句，n 为其中短句的数量。构造的模板 $P = \{p_1, p, \cdots, p_n\}$，模板由 n 个字符组成。对于待标引的短句 s_n，本书所构建的模板 P 基于 s_n 所处的上下文 S，其模式一般为 $P = S + s_n + cloze$。将模板转换为由 MASK 进行遮罩的完型填空问题，则 $P = P/\{p_i\}i$，即 i 处的字符 p_i 被替换为 MASK，此处 p_i 也可以为词。被遮罩的 p_i 即为要预测的标签。对于知识标引任务，本书给出两种预测待标引句子 s_n 的标签概率的方法。第一种方法如下：由于在预测时，模型可能给出多个不同的字符或词来预测 MASK，因此构造一个字符到标签的转换器 v_y，对于标签 y_1，构造一个可能的字符集 $T_{y_1} = \{t_1, t_2, \cdots, t_n\}$ 将字符 t 映射到标签 y_1。此时，给定待标引的句子 s_n，其标签为 y_1 的概率由式 3.13 给出：

$$\Pr(y_1 \mid s_n) = \frac{\exp M\left(v_1 \mid \dfrac{P}{\{p_i\}i}\right)}{\sum_{j=1}^{k} \exp\left(v_{y_j} \mid \dfrac{P}{\{p_i\}i}\right)} \tag{3.13}$$

其中，$M(v_y \mid P/\{p_i\}i)$ 代表模型在模板被遮罩的地方预测的字符被映射到标签 y 的概率。

第二种方法采用基于向量距离的度量准则。对于可能的标签集 $Y = \{y_1, y_2, \cdots, y_k\}$，$E_M(P/\{p_i\}i)$ 代表模板在标签被遮罩时，模型输出的向量，$E_M(P/\{y_i\}i)$ 代表模板在被遮罩的位置替换为标签 y_i 时，模型输出的向量，则给定待标引的句子 s_n，其标签为 y_1 的概率由式 3.14 给出：

$$\Pr(y_1 \mid s_n) = \frac{\exp Sim\left(E_M\left(\dfrac{P}{\{p_i\}i}\right), E_M\left(\dfrac{P}{\{y_1\}i}\right)\right)}{\sum_{j=1}^{k} \exp Sim\left(E_M\left(\dfrac{P}{\{p_i\}i}\right), E_M\left(\dfrac{P}{\{y_j\}i}\right)\right)} \qquad (3.14)$$

接下来对基于 MLM 的文本短句概念标引做详细介绍。

（1）语料处理

本书基于以上所述文本知识标引的两种方法进行中医古籍单篇知识标引，采用第 2 章中所总结的概念集作为标签集。因为缺乏相关标注数据，本书针对不同的中医古籍，采用人工标引的方式构建了小型数据集作为验证集，并采用上述方法进行 few-shot learning。

需要说明的是，本节中的概念标引基于概念模型，但本节中的概念标引将中医古籍中的最短语义单元视为一个短句，其中常常包含一个主导概念与其他附加概念，本书认为这样的句子都可以归类于主导概念，并给出其主导概念的分类，举例如下。

【例 1】　祖传飞步丹（节选自《济世碎金方》）

乳香七钱半，要石乳 真没药七钱半 白胶香二钱半，各研 草乌去皮脐，白者两五钱，用葱汁炒至赤色 五灵脂 地龙去土，各一两半，净炒 当归七钱半。

【例 2】　治吴函三三郎疳症（节选自《两都医案》）

用四君子汤加山楂、麦芽、山药、扁豆以扶脾胃，又制肥儿圆半消半补。恐饮食多哝，不能运化，用人参、白术、茯苓、甘草、山楂、麦芽、青皮、陈皮、半夏、莲肉、五谷虫，蜜丸重一钱一粒，空心午后大枣汤送下。

【例 3】　人参固本丸（节选自《医方考》）

是方也，生、熟地黄能救肾水而益阴精，天、麦门冬能扶肺金而清夏气，人参能固真元而疗烦劳。以之而治煎厥，诚曲当之方也。

例 1 选自方书《济世碎金方》，描述方剂所组成的本草及相应的制法、用量等。由例1可见，在方书中，提及本草时常常在短句中同时提及本草的用量，如"真没药七钱半""白胶香二钱半"等。然而，在类似的短句中，其所处的上下文所描述的主要对象为组成方剂的本草。因此，将类似短句视为对本草的描述，如"真没药七钱半"为描述本草及其用量，其主导概念为本草，而用量为描述本草的附加概念，因此对于类似短句，研究将其标引为本草。例2节选自《两都医案》，为医案类书籍，这类书籍是对医理、诊断、治法、方剂、中药、针灸推拿等临证知识的总结，常是医家在临床实践中的案例记载，其中所涉及的概念形式更加复杂多变，常出现嵌套、多种概念并列等句式，如"用四君子汤加山楂、麦芽、山药、扁豆以扶脾胃"一句中，同时出现了方剂、本草和功效，"用人参、白术、茯苓、甘草、山楂、麦芽、青皮、陈皮、半夏、莲肉、五谷虫，蜜丸重一钱一粒"一句中，出现了多种本草概念的并列。对于这类短句，因为其所描述的主要概念仍为治疗所涉及的本草，因此将其仍标引为本草。例3节选自《医方考》，描述人参本固丸的功效，其中"生、熟地黄能救肾水而益阴精""天、麦门冬能扶肺金而清夏气"等句中仍提及了本草类概念，然而由于其上下文语境主要涉及功效，且句意主要描述功效，因此将该类短句标引为功效。

然而，并非所有的短句中都可以找到主导概念。对于部分短句，其中涉及两个，至多三个概念，而概念与概念之间的从属关系难以判别，因此将这类关系标引为复合类关系。这类关系在医案类书籍中出现最多，例：

【例4】　治何夫人失血咳嗽危候（节选自《两都医案》）

然此病清火不敢用山栀、芩、莲以寒脾胃，养血不敢用生、熟地黄滞腻中焦，益气不敢用参、芪以寒经络。

其中，短句中包含本草类与病症类概念。短句主要描述对病症治疗时不能选取某些本草的原因，并给出了这些本草相对应的病症，其中本草与病症均为这个句子的主导概念。对于这类句子，研究将其标注为"复合"类概念。

本书选取医案类书籍进行实验，验证该方法在知识标引任务方面的性能。选取医案类书籍，如前文所述，这类书籍中概念形式更加复杂多变，行文与方书类书籍相比，更符合一般古文的行文，为无结构语料。而方剂类、本草类书籍更注重对方剂及本草的描述，从结构上来看与中医词典类似，为半结构类的语料而非无结构语料，其中所涉及的概念往往可以通过总结研究结构直接用正则进行提取。研究从语料库的书籍中选取句子进行标注，构建了一个小数据集作为验证集。其中，训练集内容全部来源于《饲鹤亭集方》，仅有少部分其中不包含的字段来自《两都医案》，如时间、脉象字段。此外，研究又从这两本书中选择了一些句子进行标注作为开发集。为了验证模型的泛化能力，研究从《济世碎金方》《金匮正义》《李氏医鉴》《清代御医日记二种》《沈芊绿医案》这几本书中选取不同类型的句子进行标注作为测试集。虽然开发集与测试集的语料数量并不多，但其来源广泛，语义丰富，能够有效地验证模型的泛化能力。

本书所构建的数据集如表 3-6 所示。

表 3-6 概念标引数据集统计

概念类别	训练集	开发集	测试集
本草	32	20	20
方剂	32	20	16
制法	32	16	18
病症	57	20	16
功效	32	20	18
用法	32	20	20
禁忌	16	16	16
脉象	16	16	16
人物	16	16	16
地理位置	30	16	16
时间	16	16	16
复合	16	16	16
无关	16	16	16

（2）概念标引实验

本书使用融合概念先验知识的中医古籍领域语言模型进行 few-shot learning，构建四种模板用于将知识标引任务转化为文本生成任务。

本书所构建的模板如下所示：

模板一：

长句 + 待标引句 + ，+ 此为其【】。

模板二：

长句 + 待标引句 + ，+ 此句意在探讨其【】。

模板三：

待标引句 + ，+ 此为后面内容之【】：+ 长句

模板四：

待标引句 + 为后面内容之【】：+ 长句

其中，模板一和模板二将设计的填空问题作为后缀，模板三和模板四将设计的填空问题作为前缀；模板四中待标引句和填空问题为一句。

通过实验发现，使用基于向量距离的度量准则时，模型的准确率与召回率均发生了大幅度下降。例如，在训练样本为 10 个，使用 P1 模板时，模型的准确率与召回率均下降 30% 左右。分析错误标签发现，使用基于向量距离的度量准则时，模型将大部分句子错误标引到同一个概念上。这一现象表明，使用 MLM 任务对模型进行训练时，模型基于遮罩词所产生的向量与真实标签之间的上下文向量之间的距离并不存在较大的意义，无法有效地进行真实标签的推理。因此，在接下来的实验中，只采用第一种基于词汇的方式进行实验。实验结果如表 3 - 7 所示。

表 3 - 7　不同模板实验结果

训练集样本数/每个标签	模板	dev（$P/R/F1$）	test（$P/R/F1$）
5	P1	0.864/0.787/0.809	0.837/0.763/0.747
	P2	0.911/0.824/0.862	0.814/0.683/0.694
	P3	0.893/0.810/0.837	0.886/0.698/0.715
	P4	0.891/0.821/0.833	0.849/0.785/0.783
10	P1	0.860/0.884/0.866	0.846/0.772/0.742
	P2	0.869/0.815/0.832	0.869/0.793/0.775
	P3	0.893/0.843/0.855	0.833/0.820/0.811
	P4	0.897/0.861/0.870	0.830/0.789/0.779
15	**P1**	**0.919/0.890/0.900**	**0.863/0.841/0.823**
	P2	0.912/0.869/0.881	0.801/0.733/0.720
	P3	0.912/0.835/0.862	0.825/0.783/0.764
	P4	0.913/0.877/0.891	0.806/0.824/0.776

通过分析实验结果发现，模板 1 在使用 15 个样本训练时，在开发集和测试集上都取得了最优的 $F1$ 值。在使用 5 个样本训练时，模型就能够对实验数据进行拟合并表现出了较好的泛化能力。

为了证明上述方法的有效性，本书进一步选取其他分类模型，在同样的数据集上进行训练，并对比结果，如表 3－8 所示。

表 3－8　不同模型标引结果

训练集样本数/ 每个标签	模型	dev（$P/R/F1$）	test（$P/R/F1$）
5	TextCNN	0.234/2.235/0.202	0.185/0.235/0.180
	Bi-LSTM-Att	0.184/0.130/0.083	0.020/0.087/0.027
	BERT	0.073/0.035/0.031	0.086/0.071/0.014
	ERNIE	0.047/0.075/0.031	0.019/0.068/0.020
	Our Method	**0.911/0.824/0.862**	**0.849/0.785/0.783**
10	TextCNN	0.163/0.195/0.118	0.086/0.159/0.096
	Bi-LSTM-Att	0.099/0.145/0.089	0.101/0.117/0.074
	BERT	0.073/0.035/0.031	0.086/0.071/0.014
	ERNIE	0.047/0.075/0.031	0.019/0.068/0.020
	Our Method	**0.897/0.861/0.870**	**0.833/0.820/0.811**
15	TextCNN	0.118/0.154/0.071	0.024/0.105/0.038
	Bi-LSTM-Att	0.031/0.129/0.048	0.016/0.0810.027
	BERT	0.073/0.035/0.031	0.086/0.071/0.014
	ERNIE	0.009/0.083/0.017	0.011/0.083/0.020
	Our Method	**0.919/0.890/0.900**	**0.863/0.841/0.823**

进一步分析，在每类训练样本数为 15 时，BERT 与 ERNIE 模型的混淆矩阵可以发现，在使用少样本进行训练时，使用数字对标签进行编码并进一步通过 softmax 函数进行预测的方法，完全无法有效利用标签中所包含的语义知识与模型中所包含的领域知识，在训练结束后模型参数几乎没有更新，因此所给出的预测与没有训练时相同；而本书所采用的方法通过标签信息来利用模型内部存储的知识，在样本较少时，仍旧能够有效地进行知识标引，从而能够有效应对中医古籍的知识解析任务中，标注数据缺失的问题。

（3）结果分析

为了验证模型对单篇文本中概念标引结果的有效性，本书进一步选取具体的单篇文本为例，说明研究提出的概念标引方法的有效性。本书从《两都医案》中划分单篇文本，并选取其中的"治何芝岳下痢"单篇文本进行分析。

【例】单篇文本"治何芝岳下痢"（出自《两都医案》）

何相国芝翁，脾气素弱，偶感风寒，且痢日三十余下，头腹痛，身发热。医林议论纷然：急欲解表，而腹病不可缓；欲先利腹，而体弱不易下。余诊其脉，见人迎、气口皆盛极，必须先开鬼门，后去菀陈莝。若不急解外邪，俾身热清，头痛止，少进谷食，以嘘元气，则风寒传入诸经。日虚一日，解之不能，下之不敢，非佳候也。遂主汗宜先，而下应即继之。闻者尤惊疑半之。及服解肌一大剂，以葛根为君，羌活、柴胡、升麻为臣，赤芍、陈皮、紫苏为佐，香薷、藿香为使，约重一两二钱，姜葱为引，水二碗，煎一半，热饮。顷间，汗如雨。汗止后，头痛、身热并去，人迎脉遂平矣。随用粥饮数次。来朝用导气汤一服：以大黄为君，当归、白芍为臣，木香、黄连为佐，槟榔为使，约一两重，水二钟，煎一钟，空心温服。一两时，滞气尽下而痢遂止。数日进阁，相国大称快。此庚午秋七月事也。

本书首先人工对其进行概念标引。标注得到的概念具体如表3-9所示。

表3-9　人工标引概念

概念	类别	概念	类别
何相国芝翁	人物	葛根、羌活、柴胡、升麻	本草
风寒	症状	赤芍、陈皮、紫苏、香薷、藿香	本草
痢日三十余下	症状	一两二钱	用法
头腹痛	症状	姜葱为引	用法
身发热	症状	水二碗，煎一半，热饮	用法
人迎、气口皆盛极	脉象	汗如雨	功效
开鬼门	功效	人迎脉遂平	脉象
去菀陈莝	功效	导气汤	方剂
解外邪	功效	大黄、当归、白芍、木香、黄连、槟榔	本草
俾身热清	功效	约一两重，水二钟，煎一钟，空心温服	用法
风寒传入诸经	病症	滞气尽下而痢遂止	功效
解肌一大剂	方剂	庚午秋七月	时间

本书采用基于语义单元的标引模型对单篇文本的多有短句进行标引，对于识别为复合、本草的概念，使用命名实体识别工具进行识别并使用分词工具切分，最后对切分出的单词再次标引，得到最终结果，如表 3 - 10 所示。

表 3 - 10　模型标引概念

概念	类别	概念	类别
何相国芝翁	人物	则风寒传入诸经	病症
偶感风寒	病症	解肌一大剂	方剂
且痢日三十余下	病症	葛根　羌活　柴胡　升麻　赤芍　陈皮　紫苏　香薷　藿香本草	本草
头腹痛	病症	约重一两二钱	用法
身发热	病症	姜葱为引	用法
而腹病不可缓	病症	水二碗	用法
见人迎、气口皆盛极	脉象	煎一半	用法
俾身热清	功效	热饮	方剂
头痛止	病症	顷间	时间
少进谷食	病症	汗如雨	症状
头痛、身热并去	病症	人迎脉遂平矣	脉象
导气汤	方剂	大黄　当归　白芍　木香　黄连　槟榔	本草
约一两重	用法	煎一钟	用法
水二钟	用法	空心温服	用法
此庚午秋七月事也	时间	汗止后	时间

统计手工标注结果与概念识别结果，如表 3 - 11 所示。

表 3 - 11　模型标引结果

Precision	Recall	F1
0.884	0.872	0.878

对比手工标注结果与概念识别结果来看，对于单篇文本中的大部分概念，概念识别工具均可以有效进行识别。模型错误地将"头痛止""少进谷食"两句识别为病症，然而事实上，这两句是描述对应病症最终要实现的功效与治疗过程。对于"开鬼门""去菀陈莝"这两个与病症治疗相关的概念，模

型错误地将其标注为"无关"概念。模型成功识别出了时间概念"顷间",而这一概念在人工进行标注时被漏标了。此外,除难以分辨、识别的概念外,模型成功识别出了大部分的概念。由结果可见,本章提出的单篇文本概念标引模型能够有效地从单篇文本中对概念进行提取。

3.3 篇章结构解析

区别于多篇文本,单篇古籍文本中没有显性的篇章结构,且因为其篇幅较短、所含概念不丰富,其中概念与概念间的关系通常较难发现,难以依据此构建隐性篇章结构。在本章中,我们从不同领域的中医古籍中划分单篇文本,使用表 2-1 中构建的篇章结构模型,并基于概念关系发现模型与隐性篇章结构发现算法,分别对中医古籍单篇文本中存在的三种隐性篇章结构进行解析。在篇章结构解析的基础上,实现单篇文本的全解析。

3.3.1 并列式结构发现与解析

在中医古籍单篇文本中,较为常见的一类文本的篇章结构为并列式结构。在并列式结构文本中,单篇文本的隐性篇章结构并不存在层级关系,其中所有的概念关系均为并列关系。对这类研究进行判断的依据为:在构建出的隐性知识结构中,通过概念关系间概念的共现进行关系路径的判断,如果无法得到符合第三章中给出的其余篇章结构的关系路径,判断该单篇文本为并列式结构。对单篇文本并列式结构进行发现的算法步骤为:

①对于单篇文本,设其隐含篇章结构为无向图图 $G = (V, E)$,其中 V 为文本隐性知识结构中所有的概念集合,E 为概念关系集合。

②使用一体化关系发现模型,对单篇文本隐性知识结构进行解析,得到概念关系对集合 $K = (P, \text{REL})$,其中 P 为所发现的概念对的集合,REL 为所发现的关系的结合。

③将 K 输入连通分量发现算法 F 中,得到所有连通分量 $components = \{c_1, c_2, \cdots, c_n\} \in G$。

④遍历连通分量,对于分量,判断其路径是否满足单篇文本篇章结构模型对于标题或多标题结构判断的路径。

⑤如④中没有获得满足其余结构的路径,则判断该单篇文本为并列式结构。输出其中所有连通分量作为该文本的体例。

⑥对于每个连通分量，依据图遍历算法输出其中所有节点与节点对作为篇章结构与知识结构，并依据 TextRank 算法计算结构主题。

其中，F 可选择任意连通分量发现算法。基于对连通分量中路径的判断，该算法对并列式结构进行发现。

3.3.2　带有标题的单篇文本结构发现与解析

本节对带有标题类的单篇文本的隐性篇章结构进行发现与解析。带有标题的单篇文本其隐性篇章结构通常为"标题 – 体例"式结构，其标题为这篇单篇文本的主题概念，文本中隐含的知识结构构成这篇文本的体例，用来描述这个主题概念。大部分中医古籍单篇文本的隐性篇章结构属于这种结构。针对隐性篇章结构为"标题 – 体例"的单篇文本进行分析，发现并非所有的该类文本都会将标题显性标出。因此，针对该类型的单篇文本，首先对其进行发现，并将该单篇文本的体例从隐性知识结构中构建出来。本书所构建的对"标题 – 体例"式结构的发现与解析算法步骤为：

①–③同 3.3.1；

④遍历连通分量，对于分量，判断其路径是否满足单篇文本篇章结构模型所判断的标题 – 内容结构的路径；

⑤遍历完毕，如不满足多标题结构判断，则判断是否满足单标题结构；

⑥如果满足单标题结构，设定判断阈值 $Threshold = \beta$。对于当前解析的文本 G，判断满足单标题结构的分量中节点数占图中总节点的比例 R；

⑦如果 $R > \beta$，则输出主题连通分量，依据图遍历算法输出其中所有节点与节点对作为篇章结构与知识结构，并依据 TextRank 算法计算结构主题。

通过对挖掘出的连通分量的路径中，概念关系路径的深度进行判断，并与阈值 T 比较，该算法对单一标题式的篇章结构进行发现。

3.3.3　隐含多标题结构的单篇文本结构发现与解析

单篇文本中所包含的概念可能来自多个领域；在同一篇单篇文本中，可能对不同的主题进行探讨，隐含着多个不同的隐性结构，这些不同的隐性结构在篇章结构上表现为多个"标题 – 体例"的结构。通过对无结构的单篇文本进行隐性篇章结构构建，能够有效地发现其中隐含的不同主题的结构，通过对不同结构进行解析，能够得到单篇文本中所隐含的以不同主题为标题的体例。对无结构单篇文本中隐含的多标题结构进行判断的步骤为：

①－③同4.1；

④遍历连通分量，对于分量，判断其路径是否满足第三章中对单一标题结构判断的路径；

⑤遍历结束，统计步骤④中所获得的连通分量的数量num_c；

⑥如果$num_c \geq 2$，则将当前无结构单篇文本G输出为多标题结构文本；

⑦遍历被判断为标题结构的连通分量，依据图遍历算法输出其中所有节点与节点对作为篇章结构与知识结构，并依据 TextRank 算法计算结构主题。

通过遍历连通分量，并将主要分量中概念关系路径的深度与阈值T相比较，该算法对多标题结构式的篇章结构进行发现。

3.3.4 单篇结构发现与解析实验结果分析

为了验证本章中所提出算法的有效性，我们从中医古籍文本中，手动挑选三类隐性结构包括不同种类篇章结构的单篇文本，使用本书所提出的隐性篇章结果发现算法对单篇文本进行分析，并对算法输出结果进行分析。在本节实验设置中，对篇章结构发现模型阈值T的设置为2。对该参数的说明如表2－1所示。

选取单篇文本作为例子进行单篇结构解析，并对结果进行分析。

【例1】节选自《清代御医日记二种》

二十一日丁亥，保大轮船进口。病系湿热下痢，用黄连黄芩芍药汤……二十五日辛卯，午刻，抵大沽口。酉刻，到天津紫竹林马头。至招商局，晤黄花农司马建筑。晚宿春元客栈。二十六日壬辰，患腹痛泄泻，甚剧。服辟瘟丹稍止。

分析该单篇文本可见，文中主要对各日活动进行叙述，为并列式结构的单篇文本。将该文本输入研究所构建的关系发现模型中，并将所提取的概念关系输入算法中，得到的结果如表3－12所示。

表3－12 算法输出单篇文本结构结果示例—并列式

分量1	（病系湿热下痢－用黄连黄芩芍药汤）
篇章结构1	（病症－方剂）
知识结构1	（病症－主治－方剂）
结构1主题	概念：病症 方剂 关系：主治

续表

分量2	（二十五日辛卯 - 抵大沽口 - 午刻）
篇章结构2	（时间 - 地点 - 时间）
知识结构2	（时间 - 事件 - 地点）——（时间 - 事件 - 地点）
结构2主题	概念：地点　关系：事件
分量3	（酉刻 - 到天津紫竹林马头 - 至招商局 - 晤黄花农司马建筮 - 晚宿春元客栈）
篇章结构3	（时间 - 地点 - 地点 - 人物 - 地点）
知识结构3	（时间 - 事件 - 地点）——（时间 - 事件 - 地点）——（时间 - 事件 - 人物）——（地点 - 事件 - 人物）——（地点 - 事件 - 人物）——（人物 - 事件 - 地点）
结构3主题	概念：时间　关系：事件
分量4	（患腹痛泄泻 - 辟瘟丹）
篇章结构4	（疾病 - 方剂）
知识结构4	（病症 - 主治 - 方剂）
结构4主题	概念：病症　方剂　关系：主治
类型	并列式

分析结果可见，例 1 单篇文本中所包含的主要隐含篇章结构都被解析出来，且结构的主题也被正确解析。解析结果表明，所提出的算法能够有效从单篇文本中识别出文本中隐含的篇章结构，并对篇章结构的类型做出判断。研究进一步选取单篇文本进行分析。

【例 2】单篇文本选自《饲鹤亭集方》

太和丸，治小儿内伤乳食，呕吐腹胀，及一切外感风寒，头痛发热等症。苏叶　苍术　香附　川芎　羌活　广皮　枳壳　山楂　神曲　甘草　麦芽　蜜大丸。

对该单篇文本进行分析，发现该单篇文本为典型的单一标题结构式的文本。将该单篇文本输入关系发现模型，并使用本节所提出的算法进行处理，最终所输出的结果如表 3 - 13 所示。

表3－13　算法输出单篇文本结构结果示例—单一标题式

分量1	（太和丸－治小儿内伤乳食－呕吐腹胀－及一切外感风寒－头痛发热等症－苏叶－苍术－香附－川芎－羌活－广皮－枳壳－山楂－神曲－甘草－麦芽－蜜大丸）
篇章结构1	（方剂－病症－本草－制法）
知识结构1	（方剂－主治－病症）—（本草－主治－病症）—（方剂－组成－本草）—（本草－制法－制法）
结构1主题	概念：方剂　关系：主治　组成
类型	单一主题

依据解析得到的连通分量的主题与知识结构、篇章结构，结合该单篇文本的篇章结构类型，可以构建出该单篇文本的体例，如表3－14所示。

表3－14　单一标题式结构构建体例结果示例

【方剂】太和丸
【主治】治小儿内伤乳食，呕吐腹胀，及一切外感风寒
【组成】苏叶　苍术　香附　川芎　羌活　广皮　枳壳　山楂　神曲　甘草　麦芽

该例中选取的语料是标准的隐性结构、单一主题结构的单篇文本。分析算法输出结果发现，本节所提出的算法能够有效地对单篇文本中的单一主题的篇章结构进行发现与解析。

【例3】单篇文本出自《金匮钩玄》

又法：以猪牙皂角、白矾等分为末，姜汤调下，名稀涎散。

血虚者，四物汤补之。挟痰者，亦用姜汁、竹沥。

脉诀内言诸不治证，见则不可治，筋枯者不治。举动则筋痛者，是筋枯，以其无血滋润故也。

治痰：气实能食，用荆沥；气虚少食，用竹沥。

对所选单篇文本进行分析，发现该单篇文本中详细对多主题进行介绍，设计方剂的组成、对病症的治疗等，该篇文本中所隐含的篇章结构类型为多主题式结果。将该单篇文本输入本节算法，输出结果见表3－15。

表 3 – 15　算法输出单篇文本结构结果示例—多标题式

分量 1	（猪牙皂角 – 白矾 – 姜汤 – 稀涎散）
篇章结构 1	（本草 – 本草 – 本草 – 方剂）
知识结构 1	（本草 – 配伍 – 方剂）—（本草 – 组成 – 方剂）
结构 1 主题	概念：方剂　关系：组成
分量 2	（姜汁 – 挟痰者 – 竹沥 – 治痰 – 荆沥　竹沥 – 气虚少食）
篇章结构 2	（病症 – 本草 – 本草 – 病症 – 本草 – 病症 – 本草）
知识结构 2	（病症 – 主治 – 本草—（本草 – 配伍 – 本草）—（本草 – 主治 – 病症）—（病症 – 主治 – 本草）—（本草 – 主治 – 病症）
结构 2 主题	概念：病症　关系：主治
类型	多标题

由结果可见，从该单篇文本中，算法构建出了多标题结构式的篇章结构，具体而言，主要识别出了两个标题 – 内容式的篇章结构。其中第一个结构为方剂稀涎散的组成，第二个结构对病症"痰"相关的治疗方法进行讨论。分析算法结果，该算法能够有效从单篇文本中解析出多标题的隐含篇章结构。基于输出的篇章结构及解析结果，可以从无结构的单篇文本中，重构出基于体例的篇章结构。

基于上述实验结果，初步验证了本书提出的单篇结构发现与解析算法的有效性。

3.4　关系提取

本节基于对多篇文本及其篇章结构的分析，结合概念知识标引模型，借鉴本体学习中常用的共现算法，对单篇中医文本中的隐性知识结构进行建模，从已有的中医古籍资源中识别出先验的组成知识结构的关系，以此构建出符合先验关系的先验规则，从而对先验关系进行发现，为进一步构建一体化关系发现模型提供依据。

3.4.1　基于动态窗口的先验关系提取

针对 2.1.2.2 中所总结的先验规则，利用先验规则从多篇文本中进行先验关系的发现，为获得一体化结构解析模型提供先验知识的依据。在实验中发现，中医古籍文本涉及本草与方剂的概念较为复杂，如果划分固定窗口，则通常在一个窗口内会发生概念1的转换，或者在当前窗口结束后，下一个窗口中概念1仍为主语，而无法发现其在下一个窗口中的关系。因此，文中提出动态窗口的概念，针对待抽取的文本，基于多篇文本中的段落进行先验关系的发现，在段落中，不划分固定的窗口长度，而是依据当前概念2与概念1的关系划分动态窗口，并将动态窗口内的关系依据先验规则进行匹配。具体步骤如表3-16所示。

表3-16 动态窗口算法步骤

Algorithm Dynamic Window

Input 待处理文档 Doc

Sentence $\{S_1, S_2, \cdots S_n\} \in D$; ←Split Doc

for S in Doc do:

short sentence $\{s_1, s_2, \cdots s_n\} \in S$; ←Split S

end for

for S in Doc do:

for s in S do:

Concepts $\{c_1, c_2, \cdots, c_n\} \in Doc$; ←ConceptModel (s)

end for

end for

initialize medicine window M_w, disease window D_w, fixed window W

for c in Doc do:

if c = "方剂" then

add index (c) in M_w

else if c = "病症" then

add index (c) in D_w

end if

end for

"方剂" ←HEAD;

for c in M_w do:

ouput rel ←Rel (HEAD, c)

end for

"病症" ←HEAD;

续表

Algorithm Dynamic Window

$$\text{for } c \text{ in } D_w \text{ do}:$$
$$\text{ouput rel} \leftarrow \text{Rel}(\text{HEAD}, c)$$
$$\text{end for}$$
$$\text{Initialize HEAD}$$
$$\text{for } c \text{ in } W \text{ do}:$$
$$\text{HEAD} \leftarrow c;$$
$$c+1 \leftarrow \text{next}(c)$$
$$\text{for } c+1 \text{ in } w \text{ do}:$$
$$\text{ouput rel} \leftarrow \text{Rel}(\text{HEAD}, c+1)$$
$$\text{end for}$$
$$\text{end for}$$

依据上述算法，从多篇文本中，通过所制定的先验规则以及划分相应主题的动态窗口，从文本中寻找先验关系并选取高置信度的先验关系，作为构建一体化关系抽取模型的依据。

为了验证基于先验规则与动态窗口寻找先验关系算法的有效性，选取《饲鹤亭集方》《金匮正义》《旧德堂医案》进行实验，并从中划分单篇文本进行实验。实验数据总结如表 3-17 所示。

表 3-17　测试集单篇数据统计

来源	划分	字数	概念数	关系数
《饲鹤亭集方》（方书类）	单篇 1	245	27	35
	单篇 2	163	35	64
	单篇 3	88	14	22
《金匮正义》（伤寒金匮类）	单篇 1	194	21	36
	单篇 2	526	85	56
	单篇 3	103	17	18
《旧德堂医案》（综合类）	单篇 1	256	29	20
	单篇 2	145	20	19
	单篇 3	214	20	12

如表 3 – 17 所示，从三类古籍文本中，分别选取了三本书籍，分于三类
具有代表性的中医古籍文本，并按照研究所面向的研究对象单篇文本及其概
念，从这些书籍中划分了不同的单篇以及非单篇文本。随后，使用本节提出
的先验关系发现算法，对所选单篇中的概念及关系进行发现，以验证所提出
的算法对先验知识发现的有效性。在所构建的单篇数据集中，对基于动态窗
口提取的先验关系进行总结，并于标注的概念关系进行对比，最终构建的三
元组关系的结果如表 3 – 18 所示。

表 3 – 18　动态窗口提取结果

来源	划分	P	R	F1
《饲鹤亭集方》 （方书类）	单篇 1	0.792	0.533	0.637
	单篇 2	0.698	0.656	0.676
	单篇 3	0.691	0.595	0.640
《金匮正义》 （伤寒金匮类）	单篇 1	0.804	0.789	0.796
	单篇 2	0.821	0.583	0.682
	单篇 3	0.754	0.654	0.700
《旧德堂医案》 （综合类）	单篇 1	0.750	0.685	0.716
	单篇 2	0.805	0.535	0.642
	单篇 3	0.735	0.694	0.714

获得的先验关系的部分数据如表 3 – 19 所示。

表 3 – 19　模型识别结果示例

概念对	关系	置信度
（久有郁病，按得心脉细小）	脉象	0.862
（遂进桔梗为君，甘草、玄参为臣）	配伍	0.884
（补肾桑椹膏，大补腰肾）	功效	0.803
（补肾桑椹膏，黑桑葚）	组成	0.980
（川乌，上药浸泡）	制法	0.881

由结果可以看出，算法可以有效地进行先验关系的发现。算法发现的先
验关系的 F 值相对来说并不算很高，这是因为依据概念标引模型与先验规则
进行关系标引，模型的误差通过 pipeline 传导，最终导致准确率降低。例如，

《金匮正义》，单篇 3 中，模型将"上五味"这一短句错误识别为了"本草"概念，导致与之相关的关系均判断错误；在《旧德堂医案》中，将"余诊其脉"错误识别为了"脉象"概念，导致与之相关的关系均判断错误。针对这个问题，我们通过设计相关模板，将关系发现任务转化为文本生成任务，并基于本节中的先验知识发现算法在多篇文本中提取出的高置信度概念关系，将先验知识融入进模型中，从而避免误差传导，以提升准确率。

本书基于动态窗口与概念标引模型从多篇文本中进行了关系的提取，作为文本中构建的先验知识。在本节中，基于所提取的先验知识，通过构建一体化关系发现模型，对单篇文本中所隐含的知识结构进行解析。

3.4.2 基于一体化关系抽取模型的知识结构解析

（1）一体化关系抽取模型

仅使用构建的先验规则，无法很好地对研究中隐含的知识结构进行解析，原因如下：首先，使用人工总结的先验规则对文本进行分析，这个过程中对关系的发现完全基于先验规则，无法有效利用模型在前期训练中学习到的语法与领域知识对先验规则进行修正，无法有效地将先验知识与模型知识进行融合，从而利用多篇文本中隐含的知识结构去进行单篇文本知识的发现。

其次，使用先验规则对文本中的知识结构进行提取，实际上是通过 pipeline 的方式进行的，在这个流程中，模型先通过概念标引的方式提取出相应的概念，其次通过先验规则遍历概念对进行关系的判定。然而，模型对概念的标引并非 100% 准确，如果对概念进行了错误标引，则误差就会传导到最终的关系发现步骤，从而降低知识结构提取的效率。

因此，本书提出基于概念标引模型与高置信度先验关系训练，得到一体化的关系抽取模型对单篇文本中的关系进行发现，并构建知识结构。该一体化模型构建的流程如下所示：

①选取多篇文本，将文本处理成段落的形式。

②基于概念标引模型与先验规则，从上一步中得到的语料中发现概念对作为先验关系。

③对所发现的关系的置信度进行判断。对于生成的概念对，其置信度 $C = P_1 * P_2$，其中 P_1 与 P_2 分别为概念标引的置信度。

④选取置信度高于阈值的概念对作为先验关系，构建先验知识集。

⑤基于概念标引模型，设计模板生成任务。通过使用先验关系中的概念对于关系名称构建模板，并在目标数据中将模板中的关系进行 MASK，作为预测生成的 token。

基于构建概念标引模型的分析，基于预训练模型在训练时采用的 MLM 任务设计完型填空模板，将分类任务转化为文本生成任务，与普通模型相比能够有效地利用模型中存储的知识；同时，多篇文本中构建的先验关系对事实上来源于多篇文本的显性篇章结构与文本内部所隐含的知识结构，使用这些关系对作为文本生成任务的训练数据，能够有效将这些多篇文本中的知识也融入模型，最终实现对单篇文本的有效处理。

训练完成后，所得到的模型为联合概念标引与关系发现的一体化模型：对于待分析的单篇文本，模型直接从中给出概念对及其中的关系。基于这些概念对，从单篇文本中构建知识结构。该节所获得的模型除在概念标引阶段需要人工选取少量样本外，在模型的训练与推理过程中均不需要人工输入，而在小样本数据集构建时，可以基于辞典标注句子，从而完全不依赖于人工标注的介入。模型通过结合无监督分词模型与基于先验知识的NER 模型所构建的领域语料，以自监督的方式进行训练，显式融合了领域语料的语法信息，并融合了语料库中多篇文本的显性篇章结构与隐性知识结构，能够有效地对单篇文本进行知识结构的提取。进一步通过实验对这个结论进行验证。

（2）单篇中医古籍文本概念关系发现实验

在本节中，研究使用概念标引与关系发现的联合模型对单篇文本进行标引，以验证一体化模型的有效性。实验所采用的数据集见表 3 - 20。在训练过程中，模型构建的模板如下所示。

模板1：句1，句2，此二者间关系者，【】也。

模板2：句1+的【】包括+句2。

模板3：有与【】之关系相符者，句1，句2也。

其中，模板1~模板3分别将待生成的关系置于句后、句间与句前。本节选用前文中从多篇文本中得到的先验概念关系进行训练，置信度阈值设定为75%，共得到先验关系数据 16420 条。训练完成后，在实验选用的单篇文本数据集上进行测试，其中，指标结果选择各模板中得到的最大值。最终结果如表 3 - 20 所示。

表 3 - 20　概念关系标引一体化模型标引结果

来源	划分	P	R	$F1$
《饲鹤亭集方》 （方书类）	单篇 1	0.913	0.750	0.824
	单篇 2	0.836	0.854	0.847
	单篇 3	0.897	0.761	0.824
《金匮正义》 （伤寒金匮类）	单篇 1	0.857	0.814	0.835
	单篇 2	0.977	0.573	0.723
	单篇 3	0.885	0.643	0.745
《旧德堂医案》 （综合类）	单篇 1	0.966	0.778	0.862
	单篇 2	0.882	0.672	0.763
	单篇 3	0.833	0.620	0.711

由结果可见，与仅采用概念标引模型与先验规则提取的方法相比，联合训练的模型得到结果的准确率有很大提升；在一些单篇文本上，召回率也得到了较大的提升。结果证明，本书所提出的一体化关系发现模型能够有效对单篇文本中蕴含的概念关系进行解析，且与仅使用先验规则的方法相比，模型在准确率与召回率上均有所提升。

构建单篇文本中概念关系的一体化标注模型，能够有效从文本中提取出概念及概念关系。基于概念关系，可以构建单篇文本中的隐性知识结构，依据第 3 章提出的单篇结构发现与解析模型对单篇文本中的隐含篇章结构进行解析，从而达到全解析的目的。

3.5　蒙特卡洛树搜索算法

蒙特卡洛名字来源于世界著名赌城 Monte Carlo，象征概率。最早的蒙特卡洛方法是由物理学家发明，旨在通过随机化的方法计算积分。蒙特卡洛算法将博弈树搜索算法和蒙特卡洛模拟方法结合，其核心是大数定律和伯努利定律，可以将待解决的问题与概率模型结合，从而得出特定问题的近似解。该算法有效解决了围棋领域中最优路径和决策问题。对于皮肤病计算机辅助诊疗决策而言，我们需要在有限时间内尽可能求得决策过程中的精确解，而在众多搜索算法中，蒙特卡洛算法具有时间和空间优势。

3.5.1 算法基本原理

蒙特卡洛树搜索（Monte—Carlo Tree Search，MCTS）算法是一种树搜索算法。2008 年左右，MCTS 算法问世，它的出现打破了之前基于规则的解决模式，虽然 MCTS 还会使用人工知识来保证树搜索的效率和精准度，其效果却远优于其他树搜索算法。MCTS 算法问世以后，Go AI 开始优化算法，2016年，AlphaGo 使用深度学习模型替换了部分人工先验知识，使 MCTS 算法的结果达到顶峰。

蒙特卡洛算法可以在诊疗依据规则化的基础上面向皮肤病病历进行大规模模拟，用于从初始位置到诊疗结束的皮肤病诊疗路径选择的过程中执行大量的模拟决策，皮肤病诊疗依据可作为蒙特卡洛搜索的路径进行节点的自由选择。因此，将蒙特卡洛算法应用于皮肤病诊疗最短路径计算是解决皮肤病诊疗下一步最优推荐难题的重要支撑。一个基于人工智能的皮肤病诊疗程序必须在经历了数以千万计的计算后方可达到可执行策略，如果考虑行动时间的可承受程度，现有的 CPU 无法拥有足够的时间去访问到全部的皮肤病诊疗知识点节点，因此，CPU 在这样的条件下很难给出表现优异的搜索。值得庆幸的是，蒙特卡洛算法对于时间成本的性能劣势往往可以通过一些算法进行改进升级来提升算法优势，比如 UCT 算法（Upper Confidence Bound Apply to Tree）。UCT 算法，即上限置信区间算法，是一种博弈树搜索算法，该算法将蒙特卡洛树搜索方法与 UCB 公式结合。该算法的关键在于它不单可以选择最优的执行策略，也兼顾探索一些常规的执行策略，通过对每个被访问的非优势动作的胜率进行叠加，可以使对应的这个数每次在父节点被访问或是其他路径被选择时仍可升高。UCT 算法无需其他任何相关的知识情况，只需考虑博弈游戏的基本规则即可进行有效搜索。这意味着该算法只需经过微小调整便能够在很多的博弈游戏中实现复用，因此，UCT 算法可以很好地适用于一般的博弈游戏。具体公式如下。

$$\text{UCT}(v_i, v) = \frac{Q(v_i)}{N(v_i)} + C \sqrt{\frac{\log(N(v))}{N(v_i)}} \tag{3.15}$$

UCT 算法公式主要分为两个组件，分别用于解决利用需求（exploitation）和探索需求（exploration），其中的参数 C 是为了解决两者的平衡问题。首先，第一个组件如下：

$$\frac{Q\ (v_i)}{N\ (v_i)} \tag{3.16}$$

此式可以理解为 exploitation 组件, 表示一个节点模拟成功的奖励值/总的该节点访问次数。但是在蒙特卡洛算法中仅依靠 exploitation 组件会导致后面的模拟轻易抛弃前面被模拟为失败的节点, 导致过拟合。为了平衡利用和探索, 我们需要依靠后面的 exploration 组件:

$$C\ \sqrt{\frac{\log\ (N\ (v))}{N\ (v_i)}} \tag{3.17}$$

此式主要来遍历探索未知节点, 也就是更多未被遍历过的诊疗症状节点, 这些节点的分母值 $N\ (v_i)$ 较低, 相应组件值较大, 从而导致节点更容易被选择。C 是平衡试探和利用的系数, 更高的期望值会更偏向于广度搜索, C 的值越低则更偏向于深度搜索。

3.5.2　代码说明及其步骤

蒙特卡洛树搜索算法代码下载地址如下:

https://github.com/brilee/python_uct

下文所示代码为研究所用的代码思想提炼, 根据下载地址下载的代码和下文有差别是正常的, 用户可以根据需要自主定义节点、游戏状态和决策函数等。代码具体说明及其步骤标识在注释中进行了声明, 此处不做赘述。

```
#UCT 节点类的定义:
class UCTNode():
def _init_(self, game_state, parent = None, prior = 0):
self.game_state = game_state
self.is_expanded = False
self.parent = parent # Optional[UCTNode]
self.children = {} # Dict[move, UCTNode]
self.prior = prior # float
self.total_value = 0 # float
self.number_visits = 0 # int
#步骤 1: 选择
def Q(self): # returns float
return self.total_value / (1 + self.number_visits)
```

```python
def U(self): # returns float
return(math.sqrt(self.parent.number_visits) * self.prior / (1 + self.number_visits))
def best_child(self):
return max(self.children.values(),
key = lambda node: node.Q() + node.U())
def select_leaf(self):
current = self
while current.is_expanded:
current = current.best_child()
return current
```

#步骤2：扩展
```python
def expand(self, child_priors):
self.is_expanded = True
for move, prior in enumerate(child_priors):
self.add_child(move, prior)
def add_child(self, move, prior):
self.children[move] = UCTNode(self.game_state.play(move), parent = self, prior = prior)
```

#步骤3：模拟
```python
def rollout(self):
    current = self
    while current.child is not none:
        current = rollout_policy(current)
return current
def rollout_policy(self):
    return pick_random(self.children)
```

#步骤4：回溯
```python
def backup(self, value_estimate: float):
current = self
while current.parent is not None:
current.number_visits += 1
current.total_value += (value_estimate * self.game_state.to_play)
```

```
    current = current. parent
#最后是 MCTS 的树搜索过程
def treeDearch( game_state,num_reads)：
    root = UCTNode( game_state)
    for _ in range( num_reads)：
        leaf = root. select_leaf( )
        simulation_result = rollout( leaf)
        backup( leaf,simulation_result)
    return best_child( root)
```

3.5.3　实验语料及运行环境

本实验所需要的开发环境及其版本如下：

①pycharm 版本：PyCharmCE 2018. 3

②python3

③pip 版本：19. 3. 1

④Numpy

实验所需的语料包括疾病诊疗模型、疾病诊疗路径和疾病诊疗规范文件，文件格式均为 . xlsx 格式。

3.5.4　算法运行结果

首先，我们将 UCT 节点类定义为 TreeNode 类，通过诊疗依据节点文件的输入识别搜索树雏形，形成我们需要的当前状态以及根节点。在蒙特卡洛算法中，诊疗决策树中的每个节点都表示皮肤病诊疗的诊疗依据，对于单一种皮肤病的诊疗依据知识点的选择是通过节点的遍历来实现，遍历完全部节点形成的蒙特卡洛树为单一种病的全选择过程。起始状态由根节点表示，该根节点最初是树中的唯一节点（图 3－6）。

然后，利用蒙特卡洛算法的节点具有分值的特性来寻找诊疗路径的最短路径。具体做法为，指定一定的决策方法和不同优化参数、最高迭代次数，其中包括一些特殊参数如奖励值、期望参数、最短路径的定义、终局的策略界定等，对算法运行结果不断调优（图 3－7）。

代码最终输出的是最佳路径选择情况，用户还可以根据自己的需要修改函数，自定义输出内容。比如每一步的最佳节点、运行时间、参数变化等

（图3－8）。

```
TreeNode condition1 = new TreeNode();
condition1.category = "年龄性别";
condition1.desc = "年龄性别:中年男";

TreeNode condition2 = new TreeNode();
condition2.category = "季节";
condition2.desc = "季节:冬季";

TreeNode condition3 = new TreeNode();
condition3.category = "病程";
condition3.desc = "病程:复发";
```

图3－6　算法输入

```
bestValue!!!0.1489705581802019
selected!category:症状分布   desc:症状分布:分散
bestValue!!!0.14933463584925027
selected!category:症状形状   desc:症状形状:网状
bestValue!!!0.14970247765830283
selected!category:临床检查检验   desc:临床检查检验:普通组织病理
bestValue!!!0.15007231360406045
selected!category:外用药治疗   desc:外用药治疗:维A酸类
bestValue!!!0.1504465307063093
selected!category:外用药治疗   desc:外用药治疗:免疫抑制剂
bestValue!!!0.1508225492660135
selected!category:疾病   desc:疾病:眼睑病
**currentDepth**10
[category:根   desc:根, category:年龄性别   desc:年龄性别:中年男, category:季节   desc:季节:冬季, category:病程
是rightPath:13
等于dataListsize吗?13
TreenodeTest***34行***: 11771 ms elapsed
shortest path:[category:根   desc:根, category:年龄性别   desc:年龄性别:中年男, category:季节   desc:季节:冬季,
根 年龄性别:中年男 季节:冬季 病程:复发 皮肤症状:丘疹 一般症状:全身症状 部位:上肢 症状颜色:白色 症状分布:分散 症状形状:网状
```

图3－7　中间过程

```
[category:根 desc:根,
category:年龄性别 desc:年龄性别:中年男,
category:季节 desc:季节:冬季,
category:病程 desc:病程:复发,
category:皮肤症状 desc:皮肤症状:丘疹,
category:一般症状 desc:一般症状:全身症状,
category:部位 desc:部位:上肢,
category:症状颜色 desc:症状颜色:白色,
category:症状分布 desc:症状分布:分散,
category:症状形状 desc:症状形状:网状]
```

图3－8　运行结果

3.6　本章小结

　　本章给出了中医专题知识库构建的核心技术与模型，首先介绍两大语言模型，为了使之更适应中医领域，需要进行迁移学习，并加入先验知识以提高模型性能。此外，本章还介绍概念标引技术、篇章结构解析技术、关系提取方法，以上三种技术从内容和结构两大方面对语料文本进行知识解析，以获得概念实体和两层知识结构信息。最后，本章介绍了知识再利用场景中涉及的蒙特卡洛树搜索算法。在第 5 章，我们将应用蒙特卡洛算法实现最短诊疗路径的生成与计算。

第4章 基于文献的中医经方靶点
预测关键技术研究

中医古籍体系庞大，除了内部知识的探索与挖掘，本章建立起古籍与外部知识的关联，旨在通过将传统医学与现代医学知识的交融，进一步提升医疗信息技术的自动化水平。以张仲景《伤寒论》中的经方方剂为代表，本章提出一种自动化的文本处理方法。同时，考虑到《伤寒论》在流传过程中已形成众多版本、经方的组成药物同样也有百家之言，所以本章设计了经方组成药物提取实验，并通过三种模型的测试与评价，证明这个方法的有效性。

4.1 思路与框架

本章核心业务流程及技术分为：经方组成药物与经方物质成分提取、经方靶点获取、经方靶点预测，共三个模块（图 4 - 1）。主要通过文献探究从经方到靶点之间的关系，并通过建立不同的模型，发现潜在的靶点集合，最后再根据靶点的来源对其进行评价，输出最后的靶点列表及其参考文献，供科研人员进行参考。

经方组成药物：指构成这些经方的中药及其用量、炮制方法。

经方物质成分：具有生物来源的成分，可分为有效成分、活性成分、化学成分。

药物靶点：指的是药物发挥临床疗效时在人体内发挥作用的结合位点。与治疗药物物理相互作用的天然蛋白质或蛋白质复合物，且这种物理相互作用是产生临床效果的原因。最常见的靶点是蛋白质，如酶、离子通道、受体。

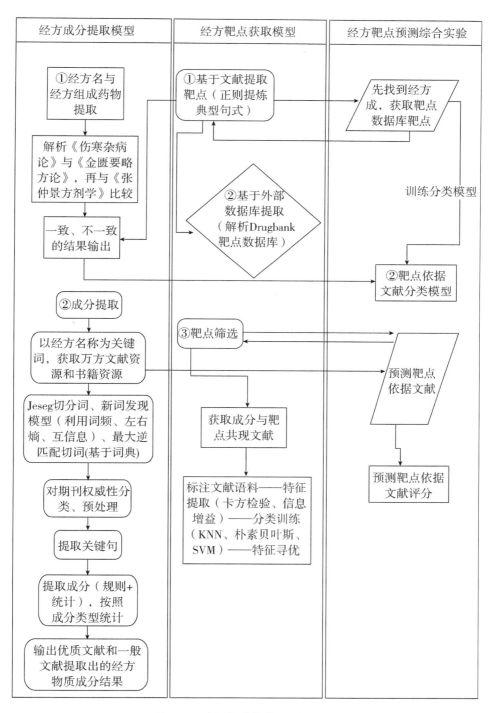

图 4-1 中医经方靶点预测总流程

4.2　经方组成药物与物质成分提取模型

4.2.1　经方组成药物提取模型

本实验以《伤寒杂病论》中的经方为基础，先基于规则从《伤寒杂病论》中解析经方组成药物列表，再将提取结果与《张仲景方剂学》中提取出来的结果进行对比。如果提取结果一致，则将该经方组成药物作为正确结果输出，如果不一致，则再用第三种资源进行提取，将提取结果与《金匮要略方论》进行对比，同样将一致的组成药物作为正确结果输出，如果仍然有不一致的经方，则将两种结果同时输出，交给领域专家进行判断。

具体实验流程见图4－2。

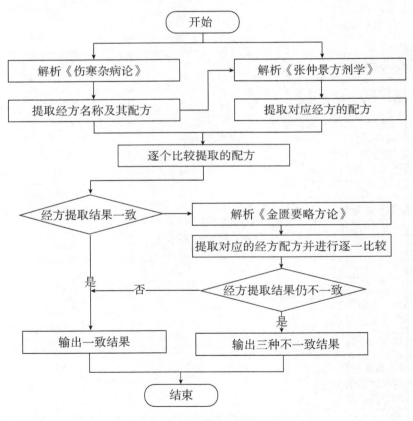

图4－2　经方组成药物提取实验流程

第一步，提取《伤寒杂病论》中的经方名称列表，下一步将提取这些经方的组成药物。

第二步，从《伤寒杂病论》和《张仲景方剂学》中分别解析出这些经方的组成药物。

第三步，将从《张仲景方剂学》中提取出来的经方与从《伤寒杂病论》中提取结果进行对比，将一致的经方直接作为正确结果输出，不一致的经方配方进入下一步处理流程。

第四步，获取提取结果不一致的经方名称，从《金匮要略方论》中提取这些经方的组成药物，将提取结果与上一步的提取结果进行对比，将一致的结果直接输出，如果仍有不一致的结果，将不一致的经方及其配方输出。

在本实验中，不考虑中药出现的顺序和剂量，经方与组成药物名字完全一致，则定为经方组成药物一致。实验结果表明，《伤寒杂病论》和《张仲景方剂学》中共有 6 个组成药物一致的经方，通过第三种资源《金匮要论方略》加以验证，最后一共提取出 110 个经方，其中有 105 个一致的经方，5 个不一致的经方。

其中，对于组成药物一致的经方，程序输出的 Json 文件简单可视化后结果如图 4-3 所示。

```
83   "桂枝汤":["桂枝","芍药","甘草","生姜","大枣"],
84   "黄芩加半夏生姜汤":["黄芩","芍药","甘草","大枣","半夏","生姜"],
85   "桃花汤":["赤石脂","干姜","粳米"],
86   "麻黄升麻汤":["麻黄","升麻","当归","知母","黄芩","萎蕤","芍药","天门冬","桂枝","茯苓","甘草","石膏","白术","干姜"],
87   "抵当丸":["水蛭","虻虫","桃仁","大黄"],
88   "去桂加白术汤":["附子","白术","甘草","生姜","大枣"],
89   "麻子仁丸":["麻子仁","芍药","枳实","大黄","厚朴","杏仁"],
90   "半夏泻心汤":["半夏","黄芩","干姜","人参","甘草","黄连","大枣"],
91   "麻黄附子甘草汤":["麻黄","甘草","附子"],
92   "真武汤":["茯苓","芍药","白术","生姜","附子"],
93   "栀子干姜汤":["栀子","干姜"],
94   "柴胡加龙骨牡蛎汤":["柴胡","龙骨","黄芩","生姜","铅丹","人参","桂枝","茯苓","半夏","大黄","牡蛎","大枣"],
95   "桂枝人参汤":["桂枝","甘草","白术","人参","干姜"],
96   "白虎汤":["知母","石膏","甘草","粳米"],
97   "桂枝加芍药汤":["桂枝","芍药","甘草","生姜","大枣"],
98   "葛根加半夏汤":["葛根","麻黄","甘草","芍药","桂枝","生姜","半夏","大枣"],
99   "大青龙汤":["麻黄","桂枝","甘草","杏仁","生姜","大枣","石膏"],
100  "白虎加人参汤":["知母","石膏","甘草","粳米","人参"],
101  "炙甘草汤":["甘草","生姜","人参","桂枝","生地黄","阿胶","麦门冬","麻仁","大枣"],
102  "半夏散及汤":["半夏","桂枝","甘草"],
103  "赤石脂禹余粮汤":["赤石脂","太一禹余粮"],
104  "黄芩汤":["黄芩","芍药","甘草","大枣"],
105  "当归四逆加吴茱萸生姜汤":["当归","芍药","甘草","通草","大枣","桂枝","细辛","生姜","吴茱萸"]
```

图 4-3　一致经方配方提取结果

4.2.2　经方物质成分提取模型

与组成药物提取不同，经方的物质成分较为复杂，经常会涉及汉字、字母和标点符号混合，普通的分词器切分效果不好，复杂成分词切分不出来，所以本节先对分词模型进行优化，再基于规则、统计和句法分析提取经方成分。本节是基于经典书籍和万方的语料提取经方的物质成分术语。

本书批量获取了万方中医学和中医药领域的优质期刊 130 个。之后，再将标题作为一篇研究的主题，根据一定的检索策略将文献按照类型将经方物质成分分为五类（分类方法见下节），即经方有效成分、经方活性成分、中药有效成分、中药活性成分和中药化学成分，然后再解析入库，并进行预处理。

具体实验流程如下。

第一步，获取经方名称，以经方名称（如芍药甘草汤）为关键词，批量获取书籍和文献资源。

第二步，对批量语料进行处理，发现新词，用来优化分词词典。

第三步，按照期刊权威性对文献进行分类，期刊影响因子 > =1 和经典书籍作为优质资源，影响因子在 0.5 和 1 之间的期刊与其他类型的文献暂定为一般文献。

第四步，对期刊论文进行预处理，人工矫正书籍 OCR 错误的内容。

第五步，先提取关键句，再提取成分，并按照成分类型对成分进行统计，舍弃一般文献中只提取出 1 次的成分。

第六步，去重后，直接输出优质文献中提取的成分和一般文献中提取出来的成分，并将结果输出。

第七步，获取经方的组成药物（如：芍药甘草汤的组成药物为芍药和甘草），分别以各个中药为关键词，依次执行第二步到第六步。

具体的实验流程如图 4 - 4 所示。

本章解析的书籍有两本，一本是中国医药科技出版社 2003 年出版的《简明中药成分手册》，另一本是中医世家整理的《中华草本》网页资源。

以芍药甘草汤方为例，芍药甘草汤的单篇成分提取结果如图 4 - 5 所示。

芍药甘草汤及其组方芍药和甘草成分提取的结果见图 4 - 6、图 4 - 7 和图 4 - 8。

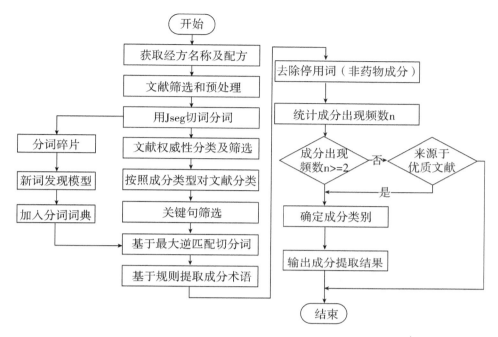

图 4－4　经方物质成分提取实验流程

{
  "corpusId": 1401,
  "sentence": "2.芍药甘草汤中没食子酸、芍药内酯苷、芍药苷、甘草苷、苯甲酸、甘草素、异甘草素及芒柄花黄素8种物质的浓度分别为：42.02±0.47、
  "component": [
    "甘草苷",
    "异甘草素",
    "甘草素",
    "芒柄花黄素",
    "没食子酸",
    "芍药内酯苷",
    "芍药苷",
    "苯甲酸"
  ],
  "type": 2,
  "keyword": "芍药甘草汤",
  "compType": "成分"
}

图 4－5　芍药甘草汤单篇成分提取结果

芍药甘草汤 有效成分：0

芍药甘草汤 活性成分：0

芍药甘草汤 其他化学成分：8
甘草苷 异甘草素 甘草素 芒柄花黄素 没食子酸 芍药内酯苷 芍药苷
苯甲酸

图 4－6　芍药甘草汤成分提取结果

芍药 有效成分：3
苯甲酰芍药苷 芍药内酯苷 芍药苷
芍药 活性成分：0

芍药 其他化学成分：7
丹皮酚 儿茶素 对羟基苯甲酸 没食子酸 苯甲酸 芍药苷亚硫酸酯 阿魏酸

图 4 – 7　芍药成分提取结果

甘草 有效成分：8
甘草苷 芹糖异甘草苷 异甘草素 甘草素 异甘草苷 芹糖甘草苷 甘草次酸 甘草酸
甘草 活性成分：6
甘草黄酮 甘草香豆素 甘草酸二钾 甘草西定 甘草查尔酮A 光甘草定
甘草 其他化学成分：129
胀果甘草二酮 甘草苯并呋喃 21α-羟基异光果甘草内酯 胡萝卜苷 甘草酸元
3β-羟基齐墩果-11，13 乌拉尔甘草皂苷式A3、G2、H2 异甘草酸元-4'-芹糖葡萄糖式，烟花式 正二十七烷
刺芒柄花素 甘草葡聚糖GBW 根皮酸 槲皮素-3-双葡萄糖式 5-0-甲酚
异甘草香豆精 三色堇黄酮式 异甘草式 元 甘草杏耳酮 异光果甘草检酯
甘草环氧酸 西北甘草异黄烷酮 光果甘草内酯 新甘草苷 异甘草式元
黄甘草式 槲皮素 光甘草苄 甘草查尔酮 异甘草式
正二十六烷 甘草甜素 光果甘草宁 槲皮素-3，3'-二甲醚 去氧光果甘草内酯
甘草式元-4'-芹糖葡萄糖式 甘草查耳酮A，异甘草酚酮醇 3-甲基-6，7，8-三氢吡咯并 甘草异黄烷 菜豆异黄烷
甘草豆精-7-甲醚 新甘草式，戊烷尔甘草皂式A及B，黄甘草皂式，甘草皂苯 光果甘草酯
24-羟基甘草次酸 光果甘草酮 黄宝石羽扇豆素 甘草香豆醇 乌拉尔甘草皂苷乙
光果甘草定 3'-甘草利酮式 云甘式 乌拉尔醇-3-甲醛
异甘草式元-4-芹糖葡萄糖式 又名甘草新木脂素 新乌拉尔醇 4'，7-二羟基黄酮 樱黄素
光果草酮 5-0-甲基甘草酚 肥皂草素 光果甘草醇 芫花素
甘草酚 甘草查耳酮A及B，甘草黄烷酮 南酸枣式，乌拉尔甘草皂苷甲 甘草次酸-3-阿拉伯糖葡萄糖醛酸式
芒柄花式，24-羟基-11-去氧甘草次酸 甘草宁F、G、H、I，甘酚 紫云英式 亲异甘草式
18α-羟基甘草次酸 异槲皮式 新甘草式 生松黄烷酮 7-乙酰氧基-2-甲基异黄酮
β-谷甾醇 芸香式 乌拉尔醇 甘草次酸-3-芹糖葡萄糖醛酸式 异甘草式元-4'-芹糖葡萄糖式
5'-异戊烯基甘草二酮 甘草皂四氢-Ⅱ 水仙式 三萜类甜素 山柰酚-3-双葡萄式
夏弗塔雪轮式 5，6，7，8-四氢-2，4-二甲基喹啉 乌拉尔宁 广豆根黄酮式 7-甲氧基-4'-羟基黄酮
11-去氧甘草次酸 乌拉尔新式 5-0-甲基甘草本定 7-甲氧基-2-甲基异黄酮 菖蒲紫檀酮-3-0-葡萄糖式
7-甲氧基-4'-羟基黄酮醇 光甘草轮 甘草式 新西兰牡荆式Ⅱ 甘草香豆素
7，2'-二羟基-3'，4'-亚甲二氧基异黄酮 果胶 β-谷阳醇 4'，7'-二葡萄糖式 刺毛甘果查耳酮
正二十三烷 5，6，7，8-四氢-4-甲基喹啉 新乌尔醇 18β-甘草次酸 甘草黄酮醇
熊竹素 光果甘草素 粗毛甘草素 乌拉尔甘草皂式 β-谷醇
甘草异黄酮 甘草吡喃香豆精 山柰酚 异甘草黄酮醇 西北甘草异黄酮
4'，7-二羟基黄酮 异甘草酚 7-羟基-2-甲基异黄酮 光果甘草香豆精

图 4 – 8　甘草成分提取结果

4.3　经方靶点获取模型

在上一节中，我们提取了经方名称、组成药物和物质成分。在直接提取经方靶点时，也对应分为三种情况，即文献中直接讲述经方的靶点、中药的靶点或物质成分的靶点。这三种靶点的来源在经方靶点提取过程中至关重要，但其与经方靶点的相关性却依次递减，所以后文在计算靶点置信度时，靶点来源也是一个重要的参数。

　　在靶点提取时，我们认为文献中出现"靶点"二字，并明确表明成分和靶点关系时，才进行提取，靶点提取模型如图 4 - 9 所示。

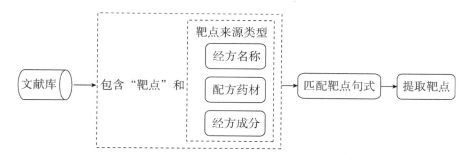

图 4 - 9　经方靶点提取模型

　　目前，直接讲述靶点的文献较少，但是却不能被忽略，而且经方靶点研究的文献数量呈上升趋势，这类文献很可能越来越多。在构建模型时，应考虑未来可能会出现的文献。所以，我们人工观察了大量文献，发现典型的句式如表 4 - 1 所示。

表 4 - 1　靶点提取例句

序号	典型句式	例句
1	以（. * ?）为靶点	……以 β_2-肾上腺素受体（β_2-adrenoceptor，β_2-AR）为靶点，……
2	与（. * ?）靶点结合能力	探讨素……与核因子-κB 受体活化因子配体（RANKL）蛋白靶点结合能力，并阐明……
3	选取（. * ?）作为靶点	……选取埃博拉病毒核蛋白 NP 作为靶点蛋白，……从天然产物中筛选得到埃博拉病毒核蛋白 NP 的抑制剂甘草次酸，……
4	以（. * ?）为作用靶点	……以 Jab1 为作用靶点探讨大黄素抗胰腺癌作用及可能的机制……
5	基于（. * ?）为靶点	……基于 G-四链体为靶点的……有效成分筛选和研究……

　　在本节构建的模型中，典型的例句如："本论文在芍药甘草汤干预哮喘急性发作的代谢组学研究基础上，以 β_2-肾上腺素受体（β_2-adrenoceptor，β_2-AR）为靶点，建立基于靶 – 药筛选模式的受体亲和色谱体系。"

本节先获取芍药甘草汤的成分，再从经方翻译词表中获取对应的英文，然后从解析后的靶点数据库中检索对应的靶点，得到的靶点整理后如表 4-2 所示。

表 4-2　从数据库检索出来的芍药甘草汤靶点成分 - 靶点列表

成分	靶点
Benzoic Acid （苯甲酸）	2-hydroxy-6-oxo-7-methylocta-2, 4-dienoate hydrolase; Chlorocatechol 1, 2-dioxygenase; Cocaine esterase; D-amino-acid oxidase; Heat-labile enterotoxin B chain; HTH-type transcriptional regulator MalT; Hydroxyquinol 1, 2-dioxygenase; ibonuclease UK114; Non-heme chloroperoxidase; Oxygen-insensitive NAD; Peroxiredoxin-5, mitochondrial; Ras-related protein Rab-9A; Replication protein; Solute carrier family 15 member 1; Tautomerase PptA; Hydrogen peroxide-inducible genes activator
Glycyrrhizic acid （甘草酸）	Caspase-3; Lipoprotein lipase; Nuclear factor NF-kappa-B; Tumor necrosis factor; Corticosteroid 11-beta-dehydrogenase isozyme 1
Kaempherol （山萘酚）	UDP-glucuronosyltransferase 3A1
Quercetin （槲皮素）	3-hydroxyacyl-［acyl-carrier-protein］ dehydratase FabZ; 3-hydroxy-isobutyryl-CoA hydrolase, mitochondrial; Actin, cytoplasmic 1; Aryl hydrocarbon receptor; ATP synthase subunit alpha, mitochondrial; ATP synthase subunit beta, mitochondrial; ATP synthase subunit gamma, mitochondrial; Carbonyl reductase ［NADPH］ 1; Casein kinase Ⅱ subunit alpha; Casein kinase Ⅱ subunit beta; CCAAT/enhancer-binding protein beta; Cytochrome P450 1B1; Estrogen receptor alpha; Estrogen receptor beta; Eukaryotic translation initiation factor 3 subunit F; Heat shock protein HSP 90-alpha; Heat shock-related 70 kDa protein 2; HTH-type transcriptional regulator TtgR; Nuclear receptor subfamily 1 group I member 2; Phosphatidylinositol 4, 5-bisphosphate 3-kinase catalytic subunit gamma isoform; Ribosyl dihydronicotinamide dehydrogenase ［quinone］; RuvB-like 2; Serine/threonine-protein kinase 17B; Serine/threonine-protein kinase pim-1; Sex hormone-binding globulin; Splicing factor 3B subunit 3; Tyrosine-protein kinase HCK; Ubiquitin-like modifier-activating enzyme 1; UDP-glucuronosyltransferase 3A1
Rutin （芸香甙）	Carbonyl reductase ［NADPH］ 1; Aldo-keto reductase family 1 member C3

　　本节基于文献构建出靶点筛选模型，先获取经方成分的翻译，再借助外部靶点数据库获取对应的靶点，接下来获取成分靶点共现文献，再将获取的文献进行分类，保留具有靶点依据文献的靶点，舍弃其他靶点。

　　所以，本章将是否为经方靶点依据文献当成二分类问题，并训练分类模型，用以判断是否为经方靶点依据文献，模型训练和评估过程如图 4 – 10 所示。

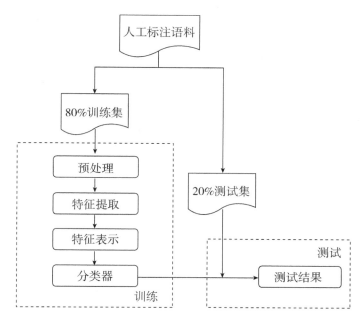

图 4 – 10　经方靶点依据文献预测模型训练与评估

4.4　基于文献的靶点筛选模型构建

（1）文本特征提取

　　基于传统机器学习的分类算法都需要提取特征，在文本分类中，需要先对文本分词，原始的文本中可能由几十万个词组成，维度非常高。为了提高文本分类的准确性和效率，需要提取特征词，用特征词代表文本，再进行分类。在传统机器学习中，经常通过信息增益、卡方检验进行特征提取。其中，信息增益可以提取全局特征，卡方检验可以提取局部特征。研究在提取短文本特征时，尝试了不同的方法，并通过特征选择来选取最佳特征。

（2）文本表示

计算机无法直接处理自然语言文本数据，首先要把文本表示成计算机能够处理的数据结构。文本特征表示有多种方法，在传统机器学习中一般会先从文本中提取特征词，再用特征词来表征这个文本。比较常见的模型是布尔模型、概率模型和空间向量模型。布尔模型表征的文档中有没有特征词，没有考虑特征词权重，目前已经很少使用。概率模型是通过评估某个字符串与文本相关的可能性来表征文本。相比之下，在自然语言处理和文本挖掘中，最为经典有效的是空间向量模型。空间向量模型也就是先对文本进行特征选择，得到特征集合，再对集合中的每个词进行权重计算，然后用这个权重值代替特征词来表征原始文本，研究中就使用了 TF-IDF 进行文本表示。

但是，传统的空间向量模型在文本表示时可能会出现特征向量维度过高和数据稀疏的问题，同时这些特征值不能够保存词语的语法信息和相关的语义信息。

（3）短文本分类算法

在短文本中关键词特征更加稀疏，同时存在样本高度不均衡等特点。本研究分别研究了可以用于短文本分类的几种经典机器学习算法，包括 K-最近邻近（k-Nearest Neighbours，KNN）、朴素贝叶斯（Naive Bayes，NB）和支持向量机（Support Vector Machine，SVM）[36]。

（4）经方成分和靶点共现文献的获取

在提取经方成分并处理成英文后，要逐一以经方物质成分为检索词，从靶点数据库中检索成分对应的靶点，再以【经方物质成分 AND 靶点】为检索式，从数据库中获取文献，将获取的文献成为经方物质成分和靶点共现文献。共现仅能代表经方和靶点都在文献中出现过，但却无法判断二者是否有因果关系，或比较强的相关关系。经方靶点依据文献预测模型，就是为了判断共现文献是否可以作为靶点依据文献，即是否可以直接或间接暗示成分和靶点之间的对应关系。

对于大部分数据库而言，索引会自动考虑检索词具有同义词的情况。但是，在研究中，因为靶点的同义词较为复杂，文献库的数据并不全面，所以本章在查询文献时，使用的 PubMed 的 API，批量查询的检索式为【经方成分 AND（靶点 OR 靶点同义词 1 OR 靶点同义词 2 OR 靶点同义词 n）】，默认返回 XML 格式的前 1 000 篇文献。其中，同义词可以为 1 个或多个，靶点同义词来源于靶点数据库中的同义词字段，或人工整理的同义词词表。

本节用 KNN、朴素贝叶斯和 SVM 算法分别进行特征寻优实验，尽可能让每个算法发挥最佳的效果。在靶点依据文献预测语料中，用 SVM 和 KNN 分类器时，将卡方检验和信息增益两个文本特征结合起来，结果较好；用朴素贝叶斯分类器时，使用卡方检验这个特征效果较好。每个分类器使用最佳特征进行对比，最终发现 SVM 效果最好（统计结果保留小数点后两位），具体数据如表 4 - 3 所示。

表 4 - 3　靶点依据文献预测结果统计

Method	Accuracy	Precision	Recall	F1
KNN + CHI + IG	62%	61%	79%	55%
NB + CHI	82%	82%	82%	82%
SVM + CHI + IG	90%	87%	85%	86%

4.5　经方靶点预测模型综合实验

本节是在前面构建的模型基础上，构建综合预测模型，并通过实验调整预测阈值，证明研究提出模型的有效性。

4.5.1　经方靶点预测综合模型构建

要从文献中得到经方的靶点，最直接的方法是找到预测该经方或其组方药材靶点的文献，直接进行提取。但是，这类文献比较少，能够获取的靶点极其有限，所以本章参考网络药理学的研究路径，先找到经方的物质成分，再借助外部靶点数据库，检索对应的靶点，然后训练分类模型，预测靶点依据文献，再对靶点依据文献进行评分，最后依据靶点的来源对经方的靶点进行评分预测，综合模型如图 4 - 11 所示。

经方靶点预测综合模型由经方物质成分提取模型、经方靶点依据文献预测模型、经方靶点置信度评分模型组成的综合模型。经方靶点置信度评分模型是根据不同的靶点来源对靶点置信度进行评分。

本节先是通过人工观察靶点数据库中给出的靶点参考文献，排除摘要中不包含药物靶点的文献，然后总结出文献的具体内容，将其抽象归纳为经方成分和靶点出现的位置和频数、是否包含靶点标志词和药理作用词，具体指标如表 4 - 4 所示。

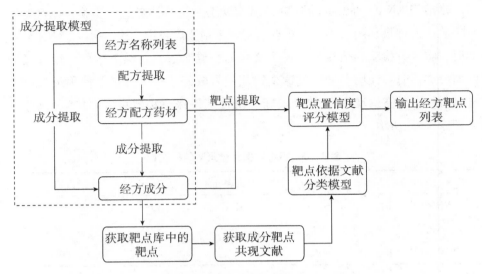

图4-11　中医经方靶点预测综合模型

表4-4　经方靶点依据文献评分基础指标

文献评分指标	描述
药物成分和靶点 在标题中出现 P1	如同时出现在标题，P1＝2；反之为0
	如其中有一个出现在标题，P1＝2；反之为0
药物成分和靶点 在摘要中出现 P2	如出现在同一个句子中，P2＝1；反之为0
	如出现在相邻的句子中，P2＝0.5；反之为0
药物成分出现频数 X	药物成分在标题和摘要一共出现的次数 X
靶点出现频数 Y	靶点在标题和摘要一共出现的次数 Y
包含靶点标志词 F1	如果摘要中包含靶点标志词为词典中的词 F1＝0.5；反之为0
包含药理作用词 F2	如果摘要中包含药理作用词为词典中的词 F2＝0.3；反之为0

每篇文献的最终得分 *TargDocuScore* 的计算公式为：

$$TargDocuScore = P_1 + P_2 + 0.1 * (X + Y) + F_1 + F_2 \qquad (4.1)$$

但是，该评分模型会造成部分靶点依据文献评分较低，所以还要对特殊的靶点词进行优化，如含 alpha 和 beta 等的靶点词，例如 emodin 的靶点 CK2 alpha（下文成为原靶点词），由于文献中会大量出现其父类 CK2，并用少量文字描述 CK2 alpha，甚至有时在描述 CK2 主要是指 CK2 alpha，典型的文献如图 4－12 所示。

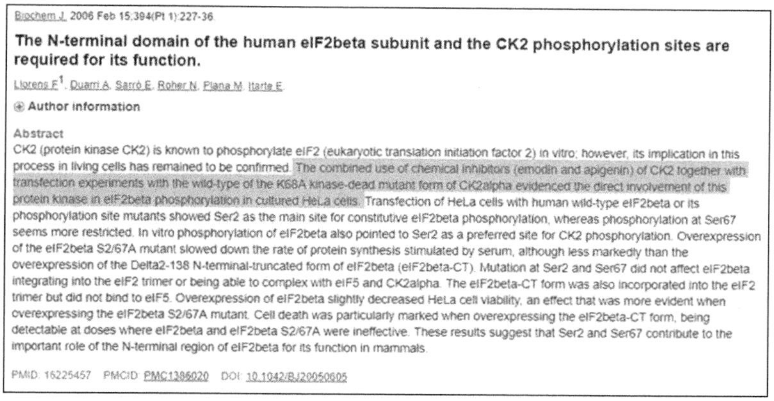

Biochem J. 2006 Feb 15;394(Pt 1):227-36.

The N-terminal domain of the human eIF2beta subunit and the CK2 phosphorylation sites are required for its function.

Llorens F[1], Duarri A, Sarró E, Roher N, Plana M, Itarte E.

Author information

Abstract

CK2 (protein kinase CK2) is known to phosphorylate eIF2 (eukaryotic translation initiation factor 2) in vitro; however, its implication in this process in living cells has remained to be confirmed. The combined use of chemical inhibitors (emodin and apigenin) of CK2 together with transfection experiments with the wild-type of the K68A kinase-dead mutant form of CK2alpha evidenced the direct involvement of this protein kinase in eIF2beta phosphorylation in cultured HeLa cells. Transfection of HeLa cells with human wild-type eIF2beta or its phosphorylation site mutants showed Ser2 as the main site for constitutive eIF2beta phosphorylation, whereas phosphorylation at Ser67 seems more restricted. In vitro phosphorylation of eIF2beta also pointed to Ser2 as a preferred site for CK2 phosphorylation. Overexpression of the eIF2beta S2/67A mutant slowed down the rate of protein synthesis stimulated by serum, although less markedly than the overexpression of the Delta2-138 N-terminal-truncated form of eIF2beta (eIF2beta-CT). Mutation at Ser2 and Ser67 did not affect eIF2beta integrating into the eIF2 trimer or being able to complex with eIF5 and CK2alpha. The eIF2beta-CT form was also incorporated into the eIF2 trimer but did not bind to eIF5. Overexpression of eIF2beta slightly decreased HeLa cell viability, an effect that was more evident when overexpressing the eIF2beta S2/67A mutant. Cell death was particularly marked when overexpressing the eIF2beta-CT form, being detectable at doses where eIF2beta and eIF2beta S2/67A were ineffective. These results suggest that Ser2 and Ser67 contribute to the important role of the N-terminal region of eIF2beta for its function in mammals.

PMID: 16225457　PMCID: PMC1386020　DOI: 10.1042/BJ20050605

图 4－12　经方靶点依据文献举例

显然，直接将靶点 CK2 alpha 作为靶点词并不适合，也会导致文献评分普遍较低，所以本章对这种情况做了特别处理，先将 CK2 作为靶点词，再通过文献中是否包含 CK2 alpha 及药物成分与 CK2 alpha 是否在同句来进行赏罚分，具体的指标见表 4－5。

表 4－5　特殊靶点依据文献赏罚分指标

文献评分指标	描述
罚分 D1	文献中未出现原靶点词，D1 = －1；反之为 0
赏分 B2	文献中原靶点词和药物成分在同句，P2 = 0.5；反之为 0

也就是说，CK2 alpha 类似的靶点，其最终计算公式为，先用父类词作为靶点计算 $\mathrm{TargDocuScore}_a$：

$$\mathrm{TargDocuScore} = \mathrm{TargDocuScore}_a + D_1 + B_2 \tag{4.2}$$

为了更清楚地阐释评分模型，本章以大黄素和其靶点 CK2 alpha 为例，说明评分模型的运用情况。先通过 PubMed API 获取共现检索获得语料 98 篇，每篇文献都解析成标题一行，摘要一行的格式。经过预测模型预测后，共有 31 篇为靶点依据文献。其中，最后 8 篇文献的标题和摘要列表见图 4－13，此时文献顺序为去掉非靶点依据文献后，API 中返回的顺序。

（1）评分词袋的抽取

为了对靶点依据文献进行评分，本章定义了靶点标志词和药理作用词两

```
47  Involvement of protein kinase CR2 in angiogenesis and retinal neovascularization
48  The purpose of the study was to characterize signaling intermediates involved in
49  Ubiquitin-dependent degradation of Id1 and Id3 is mediated by the COP9 signalosom
50  Recently, evidence is accumulating pointing to a function of the COP9 signalosom
51  Cilostazol enhances casein kinase 2 phosphorylation and suppresses tumor necrosi
52  This study shows the signaling pathway by which cilostazol suppresses tumor necr
53  Protein kinase CK2 and protein kinase D are associated with the COP9 signalosome
54  The COP9 signalosome (CSN) purified from human erythrocytes possesses kinase act
55  Toward the rational design of protein kinase casein kinase-2 inhibitors.
56  Casein kinase-2 (CK2) probably is the most pleiotropic member of the protein kin
57  Structural features underlying selective inhibition of protein kinase CK2 by ATP
58  Two novel crystal structures of Zea mays protein kinase CK2alpha catalytic subun
59  Selectivity of 4,5,6,7-tetrabromobenzotriazole, an ATP site-directed inhibitor o
60  The specificity of 4,5,6,7-tetrabromo-2-azabenzimidazole (TBB), an ATP/GTP compe
61  The replacement of ATP by the competitive inhibitor emodin induces conformationa
62  The structure of a complex between the catalytic subunit of Zea mays CK2 and the
```

图 4 – 13 靶点依据文献

个词典，并将这两个词袋作为评分的基础元素。靶点标志词和药理作用词先是通过句法分析、词干抽取和词频统计获得，然后再对得到的结果去除停用词。具体的操作流程如图 4 – 14 所示。

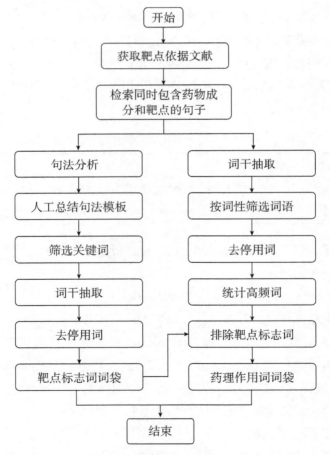

图 4 – 14 评分词典抽取流程

（2）靶点依据文献评分

按照前文中所述评分模型，靶点依据文献列表的文献最终得分见图 4 - 15 所示。

```
靶点依据文献评分:
score : title
8.5  : Telmisartan protects against high glucose/high lipid-induced apoptosis and insulin secretion by reducing the oxidative and ER stress.
8.4  : Protective effect and mechanism of Qiwei Tiexie capsule on 3T3-L1 adipocytes cells and rats with nonalcoholic fatty liver disease by regulati
8.7  : Triterpenoids from Hibiscus sabdariffa L.with PPAR-/ : Dual Agonist Action: In Vivo, In Vitro and In Silico Studies.
8.7  : Upregulation of miR-181a impairs lipid metabolism by targeting PPAR expression in nonalcoholic fatty liver disease.
8.7  : Hepatic transcriptome analysis from HFD-fed mice defines a long noncoding RNA regulating cellular cholesterol levels.
1.7  : Adiponectin homolog novel osmotin protects against induced NAFLD by upregulating AdipoRs/PPAR signaling in ob/ob and db/db transger
2.7  : Neuroprotective effects of vitamin D on high fat diet- and palmitic acid-induced enteric neuronal loss in mice.
1.8  : DCW2 deficiency ameliorates cardiac dysfunction in diabetic mice by reducing lipotoxicity and oxidative stress.
8.4  : Rosiglitazone ameliorates palmitic acid-induced cytotoxicity in TM4 Sertoli cells.
8.2  : Palmitoleic Acid has Stronger Anti-Inflammatory Potential in Human Endothelial Cells Compared to Oleic and Palmitic Acids.
2.4  : High Fat Diet Upregulates Fatty Acid Oxidation and Ketogenesis in TM4 Sertoli cells.
4.2  : MicroRNA-29a is involved lipid metabolise dysfunction and insulin resistance in C2C12 myotubes by targeting PPAR .
1.9  : PPAR  alleviated hepatocyte steatosis through reducing SOCS3 by inhibiting JAK2/STAT3 pathway.
8.2  : A novel PPAR-/  agonist, propane-2-sulfonic acid octadec-9-enyl-amide, ameliorates insulin resistance and gluconeogenesis in vivo and vitro.
8.2  : Overexpression of heart-type fatty acid binding protein enhances fatty acid-induced podocyte injury.
2.6  : Ameliorative effect of pennsylvol on the reduction in high-molecular-weight adiponectin secretion from 3T3-L1 adipocytes treated with palmitic
8.3  : Dual PPAR-/  agonist saroglitazar improves liver histopathology and biochemistry in experimental NASH models.
8.6  : Nonalcoholic fatty liver disease impairs the cytochrome P-450-dependent metabolism of  -tocopherol (vitamin E).
4.5  : Ligands of peroxisome proliferator-activated receptor-alpha promote glutamate transporter-1 endocytosis in astrocytes.
1.1  : Inflammation is independent of steatosis in a murine model of steatohepatitis.
8.8  : Insulinotropic effects of GPR120 agonists are altered in obese diabetic and obese non-diabetic states.

Process finished with exit code 0
```

图 4 - 15　大黄素和 CK2 alpha 靶点依据文献评分结果

其中，第 6 篇文献评分最高，为了证明评分模型的有效性，本章特意将评分最高的文献列出，并将关键句加粗显示，如图 4 - 16 所示。

```
{
    "title": "Structural basis for decreased affinity of Emodin binding to Val66-mutated
human CK2 alpha as determined by molecular dynamics.",
    "abs": [
        "Protein kinase CK2 (casein kinase 2) is a multifunctional serine/threonine kinase that
is involved in a broad range of physiological events.",
        "The decreased affinity of Emodin binding to human CK2 alpha resulting from
single-point mutation of Val66 to Ala (V66A) has been demonstrated by experimental
mutagenesis.",
        "Molecular dynamics (MD) simulations and energy analysis were performed on
wild type (WT) and V66A mutant CK2 alpha-Emodin complexes to investigate the subtle
influences of amino acid replacement on the structure of the complex.",
        "The structure of CK2 alpha and the orientation of Emodin undergo changes to
different degrees in V66A mutant.",
        "The affected positions in CK2 alpha are mainly distributed over the glycine-rich
loop (G-loop), the alpha-helix and the loop located at the portion between G-loop and
alpha-helix (C-loop).",
        "Based on the coupling among these segments, an allosteric mechanism among the
C-loop, the G-loop and the deviated Emodin is proposed.",
        "Additionally, an estimated energy calculation and residue-based energy
decomposition also indicate the lower instability of V66A mutant in contrast to WT, as well as
the unfavorable energetic influences on critical residue contributions.",
        "Structural basis for decreased affinity of Emodin binding to Val66-mutated
human CK2 alpha as determined by molecular dynamics."
    ],
    "score": 9.4,
    "evidence": 29,
    "total": 98,
}
```

图 4 - 16　大黄素和 CK2 alpha 靶点依据文献 - 最高得分文献

文献中对经方靶点的研究不均衡，有的成分－靶点组合有数百篇文献，而有的却屈指可数。在经方靶点预测系统中，默认推荐评分最高的前 5 篇文献。

4.5.2 基于文献的芍药甘草汤靶点预测实验

本节是以芍药甘草汤为例，用前面构建的靶点预测模型进行实验，预测经方的靶点。同时，本节还要通过将实验结果与人工检索的文献进行对比，对靶点依据文献评分和靶点置信度评分的阈值进行调整，改变初始阈值，优化模型。

4.5.3 靶点预测结果

根据前两章构建的预测模型，以芍药甘草汤为例，进行经方靶点预测，重要的步骤及中间结果如下：

第一，获取芍药甘草汤的组成药物、物质成分及成分类型，进行下一步。

第二，先直接提取芍药甘草汤的靶点，再获取芍药甘草汤物质成分的翻译，然后在靶点数据库中获取对应的靶点（如表 4－6 所示）。在芍药甘草汤中，具有靶点的成分有苯甲酸（benzoic Acid）、甘草酸（glycyrrhizic acid）、山柰酚（kaempherol）、槲皮素（quercetin）、云香甙（rutin）。

第三，获取芍药甘草汤及其组成药物，获取文献并提取靶点，如没有相关文献，则直接进行下一步。

第四，然后在 PubMed 中获取成分－靶点共现文献。文献是通过 PubMed 数据库的 API 检索而来，去掉没有摘要的文献，最终成分－靶点的共现文献数量如表 4－6 所示。

第五，利用前面训练好的预测模型，预测成分－靶点共现文献中的靶点依据文献。

第六，对芍药甘草汤的靶点依据文献进行评分，获取文献最高分，获取靶点来源，计算靶点置信度。在这一步中，只要具有靶点依据文献，且文献评分 >0（即文献最高分 Max 最小值为 0），计算出靶点置信度，程序运行结果如图 4－17 所示。

以经方物质成分为媒介，借助靶点数据库获取的靶点，初步筛选后结果如表 4－6 所示。

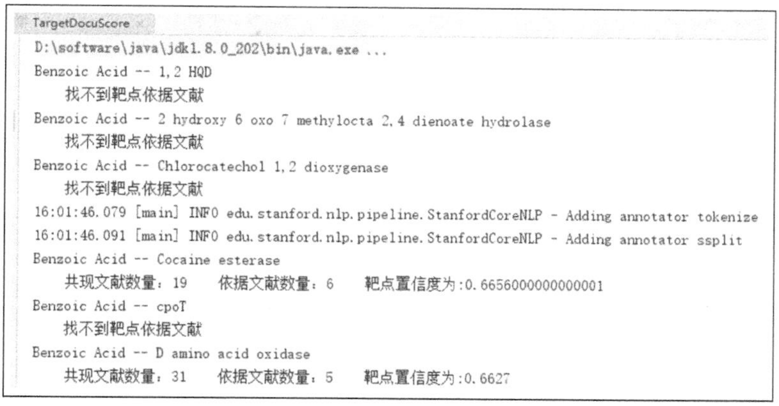

图 4 – 17　芍药甘草汤靶点筛选和置信度计算结果

表 4 – 6　芍药甘草汤成分 – 靶点情况统计

序号	靶点来源	靶点	共现文献数量	依据文献数量	置信度
1	Benzoic Acid	Cocaine esterase	19	6	0.6656
2	Benzoic Acid	D-amino-acid oxidase	31	5	0.6627
3	Benzoic Acid	Oxygen-insensitive NAD(P)H nitroreductase	111	30	0.6645
4	Benzoic Acid	Peroxiredoxin-5, mitochondrial	12	4	0.6507
5	Benzoic Acid	Replication protein	61	33	0.6746
6	Benzoic Acid	Solute carrier family 15 member 1	4	2	0.6652
7	Glycyrrhizic acid	Corticosteroid 11-beta-dehydrogenase isozyme 1	70	13	0.80795
8	Glycyrrhizic acid	Tumor necrosis factor	62	11	0.81115
9	Glycyrrhizic acid	Caspase-3	48	16	0.84395
10	Glycyrrhizic acid	Nuclear factor NF-kappa-B	68	29	0.80785
11	Glycyrrhizic acid	Lipoprotein lipase	8	8	0.81255
12	kaempherol	UDP-glucuronosyltransferase 3A1	1	1	0.6497
13	quercetin	Carbonyl reductase [NADPH] 1	64	25	0.6759
14	quercetin	Actin, cytoplasmic 1	4	1	0.6336
15	quercetin	Aryl hydrocarbon receptor	72	27	0.6873

序号	靶点来源	靶点	共现文献数量	依据文献数量	置信度
16	quercetin	ATP synthase subunit gamma, mitochondrial	4	1	0.6336
17	quercetin	ATP synthase subunit beta, mitochondrial	21	5	0.6487
18	quercetin	Casein kinase II subunit alpha	57	28	0.7028
19	quercetin	Casein kinase II subunit beta	14	8	0.6616
20	quercetin	Cytochrome P450 1B1	71	22	0.6868
21	quercetin	CCAAT/enhancer-binding protein beta	60	32	0.6927
22	quercetin	Estrogen receptor alpha	64	50	0.7078
23	quercetin	Estrogen receptor beta	69	60	0.7354
24	quercetin	Heat shock-related 70 kDa protein 2	70	38	0.6772
25	quercetin	Heat shock protein HSP 90-alpha	54	26	0.6767
26	quercetin	Nuclear receptor subfamily 1 group I member 2	13	10	0.6709
27	quercetin	Tyrosine-protein kinase HCK	55	26	0.69
28	quercetin	Phosphatidylinositol 4, 5-bisphosphate 3-kinase catalytic subunit gamma isoform	59	27	0.7076
29	quercetin	Ribosyldihydronicotinamide dehydrogenase [quinone]	61	40	0.7264
30	quercetin	Serine/threonine-protein kinase pim-1	18	16	0.6701
31	quercetin	Sex hormone-binding globulin	57	31	0.7255
32	quercetin	Serine/threonine-protein kinase 17B	96	36	0.684
33	quercetin	RuvB-like 2	96	36	0.684
34	quercetin	UDP-glucuronosyltransferase 3A1	48	16	0.6631
35	Rutin	Carbonyl reductase [NADPH] 1	3	2	0.6624
36	Rutin	Aldo-keto reductase family 1 member C3	10	6	0.6663

如表 4 - 6 所示，将具备靶点依据文献的所有靶点都作为芍药甘草汤的靶点时，芍药甘草汤共有 36 个靶点。但是，由于在预测靶点依据文献时，是针对批量语料，而非针对特定的成分 - 靶点组合，文献评分也是在计算靶点依据文献与该组合的相关性。所以，要准确预测靶点，还需要对文献评分加以限制。在下一节中，本章将用经方靶点预测模型的预测结果，与人工筛选的结果加以比较，调整模型的阈值。

4.5.4　阈值调整与分析

在计算靶点置信度时，需要用靶点依据文献数量和靶点依据文献最高分，靶点依据文献数量是通过前面的预测模型预测并直接统计的，影响预测模型的关键是靶点依据文献最高分 Max，在前面的实验中，默认阈值为 0，即只要最高分 Max > 0，即判定为靶点。人工查阅依据文献发现，部分依据文献相关性不够强，所以在接下来的实验中，将通过调整评分阈值，来实现对模型的优化。

为了评估模型预测靶点的准确率，我们认为如果不同的成分对应着同一个靶点，先当成两个靶点进行计算，并定义了靶点预测准确率的计算方式：

准确率 = 符合人工判断的具有靶点依据文献的靶点数量/预测靶点数量
召回率 = 预测靶点数量/人工判断的具有靶点依据文献的靶点数量。

在计算准确率和召回率时，从文献中直接提取的靶点不参与计算。

对于芍药甘草汤而言，人工判断具有靶点依据文献数量的成分 - 靶点组合共有 32 对。对比 Max = 0 的情况，人工判断为认为 "Peroxiredoxin-5, mitochondrial" "kaempherol" 对应的 "UDP-glucuronosyltransferase 3A1" "Actin, cytoplasmic 1" 和 "ATP synthase subunit gamma, mitochondrial" 不是芍药甘草汤的靶点，其文献依据较弱。所以，芍药甘草汤阈值寻优结果如表 4 - 7 所示。

表 4 - 7　芍药甘草汤靶点预测置信度阈值寻优

	Max = 0	Max = 1	Max = 2	Max = 3	Max = 4
预测靶点数量	36	34	34	31	21
召回率	100%	100%	100%	96.77%	65.63%
准确率	88.89%	94.11%	94.11%	100%	100%

在阈值的选取上，Max 分数越高，符合评分要求的靶点依据文献数量就越少。靶点预测模型的主要目的是筛选具有合适文献的靶点，所以，选取能够覆盖人工筛选结果时最小的 Max 值为阈值，即 Max = 1，此时预测出 34 个靶点，即可相比人工多预测出 "Peroxiredoxin-5，mitochondrial" 和 "kaempherol" 对应的 "UDP-glucuronosyltransferase 3A1"。接下来，靶点预测结果还要加上从经方靶点提取模型中直接提取的靶点，并计算置信度。目前，从芍药甘草汤的相关文献中仅提取出来一个靶点，即 "β_2-肾上腺素受体（β_2-adrenoceptor）"，对应的靶点置信度为 0.95。最后，还要考虑不同成分对应同一个靶点的情况，在芍药甘草汤靶点预测结果中，"kaempherol" 和 "quercetin" 都可以作用于靶点 "UDP-glucuronosyltransferase 3A1"，最终该靶点对应的置信度为两者对应的最高置信度加权而得，最后置信度为 0.7131。"Rutin" 和 "quercetin" 还都作用于靶点 "Carbonyl reductase［NADPH］1"，最后置信度为 0.7259。最终，芍药甘草汤共预测出来了 33 个靶点，且每个靶点至少有一篇依据文献。

4.6　本章小结

精准医疗的不断发展，促进了科研人员对中医作用机理的研究。越来越多的学者开始研究中医经方靶点，试图解释其作用机制，而大量的前期调研工作却为科研人员带来了一定的困难。为此，本章主要针对现存问题，基于文献研究中医经方的靶点，主要研究经方物质成分提取技术、靶点获取技术以及经方靶点预测技术，并将这些技术进行模块化处理，集成在中医经方靶点预测平台中。

本章首先对中医经方及其组成药物进行研究，并从《伤寒杂病论》文献中提取经方的组成药物，再与《金匮要略方略》和《张仲景方剂学》的经方进行对比。在经方物质成分提取上，本章先在外部成分库的辅助下，用句法和关键词等语言学规则从书籍和万方的期刊论文摘要中提取成分术语，这种方式虽然取得了较高的准确性，但是却过分依赖分词的准确性，对未登录词不友好。所以，本章接下来基于改进的 N-gram 模型自动化从批量语料中发现成分术语，并将新词添加到词典之中，有效改善了成分提取模型对于初始资源的过分依赖性。

然后，本章重点研究如何获取经方的潜在靶点。本章先从经典中医术语书籍中提取成分词的英文翻译，再将其作为关键词从靶点数据库中进行检索，获取潜在的经方靶点集合。然后，本章将是否为靶点依据文献当成二分类问题，训练了分类模型，预测是否为靶点依据文献，没有靶点依据文献的靶点在这一步中被舍弃。

最后，本章在前面两个子模型的基础上，构建出综合预测模型。借助靶点数据库获取靶点的情况要通过文献评分模型为文献评分，以便能够对从靶点数据库中获取的靶点进行评估。然后，以芍药甘草汤为例，根据预测模型的阈值进行寻优实验，证实了研究提出的预测模型的有效性。

第5章 基于蒙特卡洛算法的
皮肤病诊疗路径

在计算机运算能力的不断提升及可视化界面的进一步优化下，计算机辅助医疗作为一门交叉学科，集合医疗诊断与计算机技术两门学科优势，对当今医疗领域的不断进步产生了重要影响。针对皮肤病全国皮肤科诊疗室目前面临着等待时间长、就医用药难、医师诊疗不准等多重问题，本章使用规则和统计两类方法解析皮肤病病历、手册等相关资料，用蒙特卡洛算法处理重组信息，借助计算机技术辅助完成皮肤病的诊断过程。下一步最优诊疗方案的推荐可提高诊疗效率，辅助医师缩短皮肤病诊断时间，避免误诊、不合理用药及过度检查，节约诊疗成本，降低医疗费用。因此，基于蒙特卡洛的皮肤病诊疗最短路径分析方法的实现具有重要的应用价值。

5.1 思路与框架

皮肤病诊疗路径生成与推荐流程如图 5-1 所示。

首先，获取病历资源以及诊断依据的权威书籍；其次，在结构建模的基

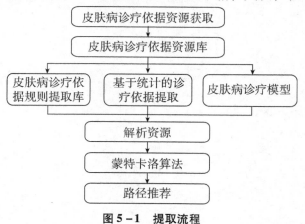

图 5-1 提取流程

础上，对病历及《皮肤科诊疗常规》中的诊疗依据进行自动提取；通过规则和统计的方法完成面向病历的诊疗依据提取，形成诊疗路径，提取面向《皮肤科诊疗常规》的诊疗依据，形成单一种皮肤病诊疗中的权威诊疗依据知识点，完善皮肤病诊疗模型；最后，基于蒙特卡洛算法，实现最短诊疗路径的生成与计算，并通过实验数据验证其有效性。

5.2　诊疗依据解析

诊疗依据存在于医学词典、病历、医生常用诊疗手册等知识资源中，格式多样，形式不同。因此，需要首先对现存诊疗资源进行结构、内容的拆解与分析，为后续诊疗依据的提取奠定基础。

5.2.1　诊疗词典的解析与搭建

皮肤病词典来源分别是结构化专业皮肤病文档、非结构化文档以及已有的皮肤病词表。结构化专业皮肤病文档的特点是描述专业、完备、结构统一，但更新较慢。非结构化文档内容庞杂，但观点新颖，可以将其作为重要补充。目前存在的皮肤病词表包括：收录 15 000 余条专业词汇的《英汉皮肤科学词典》《皮肤科病名英文缩写》《常见皮肤病总结大表》《皮肤病药品目录》，及由美国国立医学图书馆编制的 MeSH 词表；美国国家医学图书馆医学本体中的皮肤病模块建立的医学概念模型，以及国际卫生术语标准制定组织维护的医学术语集 SNOMED CT（Systematized Nomenclature of Medicine-Clinical Terms）。分析已有词表的结构，合并术语并清洗、去重，最终得到皮肤病诊疗词典，其中包含皮肤病诊疗关键词 61 584 个，如图 5-2 所示。

DNA 变性	丁苯羟酸	化学指示剂	红斑
DNA 病毒	丁丙诺啡	化学制冷袋	红斑病
DNA 病毒感染	丁醇类	化学治疗	红斑痤疮
DNA 促旋酶	丁碘苄丁酸	化学作用	红斑角皮病
DNA 复性	丁二烯类	化学用途	红斑狼疮
DNA 复制	丁福明	化妆品	红斑狼疮细胞检查
DNA 核苷酸外转移酶	丁基羟丁基亚硝胺	化妆品痤疮	红斑狼疮性脂膜炎
DNA 核苷酸转移酶类	丁卡因	化妆品皮肤病	红斑狼疮样
DNA 加合物	丁硫氨酸硫酸亚胺	化妆品皮肤损害	红斑狼疮与扁平苔藓重叠综合征
DNA 甲基化	丁螺环酮	化妆品皮炎	红斑类皮肤病
DNA 结合蛋白质类	丁萘夫汀	化妆品性痤疮	红斑量
DNA 聚合酶 III	丁羟茴香醚	化妆油彩	红斑鳞屑性皮肤病

图 5-2　皮肤病诊疗词典（部分）

5.2.2 病历结构的解析与建模

根据《电子病历基本架构与数据标准（试行）》等文件要求，参照病历最新模板——中华人民共和国卫生行业标准 2016 年《电子病历共享文档规范》，以病历规范为标准，结合国家医院管理信息系统（HIS）中的住院电子病历系统中的基本要求，在对皮肤病诊疗特征分析的基础上，确定皮肤病电子病历所需的关键字段，构建病历结构模型如图 5-3 所示。

```
<?xml version="1.0" encoding="UTF-8"?>
<!-- edited with XMLSpy v2011 rel. 2 (http://www.altova.com) by lenovo (lenovo) -->
<xs:schema xmlns:xs="http://www.w3.org/2001/XMLSchema" elementFormDefault="qualified" attributesFormDefault="unqualified">
  <xs:element name="diagnosis">
    <xs:annotation>
      <xs:documentation>诊断(from ayu)</xs:documentation>
    </xs:annotation>
    <xs:complexType>
      <xs:sequence>
        <xs:element ref="title" minOccurs="0"/>
        <xs:element ref="diagnosisSerialno" minOccurs="0"/>
        <xs:element ref="visitSerialno" minOccurs="0"/>
        <xs:element ref="diagnosisState" minOccurs="0"/>
        <xs:element ref="visitInfo" minOccurs="0"/>
        <xs:element ref="doctorInfo" minOccurs="0"/>
        <xs:element ref="patientInfo" minOccurs="0"/>
      </xs:sequence>
    </xs:complexType>
  </xs:element>
  <xs:element name="title" type="xs:string">
    <xs:annotation>
      <xs:documentation>标题</xs:documentation>
    </xs:annotation>
  </xs:element>
  <xs:element name="diagnosisSerialno" type="xs:string">
    <xs:annotation>
      <xs:documentation>诊断序号</xs:documentation>
    </xs:annotation>
  </xs:element>
  <xs:element name="visitSerialno" type="xs:string">
    <xs:annotation>
      <xs:documentation>就诊序号</xs:documentation>
    </xs:annotation>
  </xs:element>
  <xs:element name="diagnosisState" type="xs:string">
    <xs:annotation>
      <xs:documentation>诊断状态</xs:documentation>
    </xs:annotation>
  </xs:element>
  <xs:element name="visitInfo">
    <xs:annotation>
      <xs:documentation>就诊信息</xs:documentation>
    </xs:annotation>
    <xs:complexType>
      <xs:sequence>
        <xs:element ref="visitDate" minOccurs="0"/>
        <xs:element ref="visitDateStatistical" minOccurs="0"/>
        <xs:element ref="season" minOccurs="0"/>
        <xs:element ref="pastMedical" minOccurs="0"/>
        <xs:element ref="hpi" minOccurs="0"/>
        <xs:element ref="hpiCRF" minOccurs="0"/>
        <xs:element ref="personalHistory" minOccurs="0"/>
        <xs:element ref="familyHistory" minOccurs="0"/>
        <xs:element ref="obstericalHistory" minOccurs="0"/>
        <xs:element ref="physicalExamination" minOccurs="0"/>
        <xs:element ref="clinicalCheck" minOccurs="0"/>
        <xs:element ref="doctorComplained" minOccurs="0"/>
        <xs:element ref="check" minOccurs="0"/>
        <xs:element ref="bodyCheck" minOccurs="0"/>
        <xs:element ref="newCondition" minOccurs="0"/>
        <xs:element ref="choiceInfo" minOccurs="0"/>
        <xs:element ref="confirmedInfo" minOccurs="0"/>
      </xs:sequence>
    </xs:complexType>
```

图 5-3 皮肤病诊疗 Schema（部分）

模型包括患者的基本信息、疾病诊疗信息及确诊疾病三部分。病历关键字段有病人姓名、身份证号、年龄、性别、详细地址、电话、邮箱、微信及QQ 等。病诊疗信息有发病季节、既往史、现病史、个人史、家族史、主诉、皮肤科检查、婚育史、体格检查等。

5.2.3 诊疗手册结构的解析与建模

《皮肤科诊疗常规》文本解析流程为：根据书籍的目录和小标题构建书籍Schema，通过读取符合 Schema 解析的数据进行解析，将目录作为标签集进行段落的遍历，然后依据标签集生成章节标题及内容，依据中括号生成小标题。解析效果如图 5－4 所示。

```xml
<?xml version="1.0" encoding="UTF-8"?>
<xs:schema xmlns:xs="http://www.w3.org/2001/XMLSchema" xmlns:vc="http://www.w3.org/2007/XMLSchema-versioning" elementFormDefa
1.1">
    <xs:element name="pfbBook">
        <xs:annotation>
            <xs:documentation>皮肤病诊疗常规(诊疗手册)2.0</xs:documentation>
        </xs:annotation>
        <xs:complexType>
            <xs:sequence>
                <xs:element ref="disname" minOccurs="0"/>
                <xs:element ref="disdef" minOccurs="0"/>
                <xs:element ref="disreason" minOccurs="0"/>
                <xs:element ref="clinshow" minOccurs="0"/>
                <xs:element ref="clincheck" minOccurs="0"/>
                <xs:element ref="diagnosis" minOccurs="0"/>
                <xs:element ref="checkDiagno" minOccurs="0"/>
                <xs:element ref="treat" minOccurs="0"/>
                <xs:element ref="pathology" minOccurs="0"/>
                <xs:element ref="clinpath" minOccurs="0"/>
            </xs:sequence>
        </xs:complexType>
    </xs:element>
    <xs:element name="disname">
        <xs:annotation>
            <xs:documentation>疾病名称</xs:documentation>
        </xs:annotation>
        <xs:complexType>
            <xs:sequence>
                <xs:element ref="ch" minOccurs="0"/>
                <xs:element ref="en" minOccurs="0"/>
            </xs:sequence>
        </xs:complexType>
    </xs:element>
    <xs:element name="ch" type="xs:string">
        <xs:annotation>
            <xs:documentation>中文</xs:documentation>
        </xs:annotation>
    </xs:element>
    <xs:element name="en" type="xs:string">
        <xs:annotation>
            <xs:documentation>英文</xs:documentation>
        </xs:annotation>
    </xs:element>
    <xs:element name="disdef">
        <xs:annotation>
            <xs:documentation>疾病定义</xs:documentation>
        </xs:annotation>
        <xs:complexType>
            <xs:sequence>
                <xs:element ref="defno" minOccurs="0"/>
                <xs:element ref="deftext" minOccurs="0"/>
            </xs:sequence>
        </xs:complexType>
    </xs:element>
    <xs:element name="defno">
        <xs:annotation>
            <xs:documentation>主码</xs:documentation>
        </xs:annotation>
    </xs:element>
    <xs:element name="deftext">
        <xs:annotation>
            <xs:documentation>定义</xs:documentation>
        </xs:annotation>
```

图 5－4　《皮肤科诊疗常规》Schema（部分）

5.3　诊疗依据提取

皮肤病诊疗依据的提取通过构建规则库以及使用基于统计的算法两种方法进行。基于规则的依据提取方法中，本节构建了五个规则提取库，利用不同规则库对大量病历以及《皮肤科诊疗常规》进行知识抽取；基于统计的依据提取方法中，本文利用三种算法抽取诊疗依据，分别是 TF-IDF、LDA 以及 CRF 模型。

5.3.1　基于规则的诊疗依据提取

参照中文电子病历标注原则，面向病历的皮肤病诊疗依据的提取是通过构建规则库进行的。对电子病历进行内容及结构的规则化规定，可以使基于内容的规则化很容易在病历中的具体位置中找到，提高诊疗依据提取的准确性。此外，研究根据《皮肤科诊疗常规》的内容特征，本章还形成了诊断依据提取规则库、治疗依据提取规则库及临床路径依据提取规则库。

因此，下文将从基于规则的病历与诊疗手册知识提取展开，分别介绍五个规则提取库及其基本组成。

（1）内容提取库

部分诊疗依据知识点只存在于病历的特定模块中，可能是一个模块也可能多模块，将这部分诊疗依据知识点规则进行整合，构建为诊疗依据提取内容库，其诊疗依据及限定词位置可以前后改变。通用检索式为：

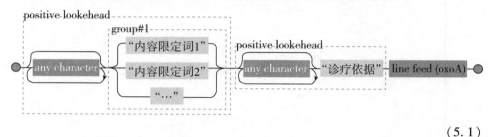

$$(5.1)$$

如"临床检查检验"分类下的"血常规"只与"皮肤科检查"内容相关，则直接从病历中进行疾病匹配即可。构建检索式：（？＝.＊（一般常规｜实验室检查｜常规检查｜外周））（？＝.＊血常规），检索出来的句子为"2015－02－23 血常规嗜酸性粒细胞 9.31%。"

（2）整体规则库

针对同一诊疗依据知识点可能出现在病历格式多个位置，并且其他位置诊疗依据知识点的出现不需要提取这一情况，需要对内容所处病历结构位置及内容格式进行双重判定，构建诊疗依据提取整体库，库内存所处病历位置信息及内容规则化判定检索式。通用检索式为：

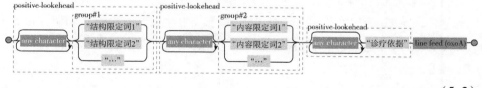

$$(5.2)$$

如：对"皮肤症状"分类下的诊疗依据"丘疹"的判定应该先从结构"主诉｜皮肤科检查"上进行病历位置判断，然后再基于结构进行内容上的判断，构建的检索式为：（？＝.＊（主诉｜皮肤科检查））（？＝.＊（发生｜表现为｜分布｜出现｜可见））（？＝.＊丘疹））。搜索出病历句子"丘疹分布以腹部双下肢明显。颜面部皮肤潮红，双眼脸明显水肿，无鳞屑，无渗出"等。

诊疗依据提取内容库与诊疗依据提取整体库内都存在内容判断的方法。基于内容的判断部分，检索式的构建有两种形式，一种是基于词，创建诊疗依据子分类的形式，另一种是基于句式特征，创建基于句子的规则处理。基于词的匹配为一对多的规则匹配，句式表达如下所示：

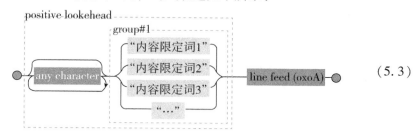

$$(5.3)$$

例如"免疫抑制剂"子类包括 MTX、硫唑嘌呤、皮质类固醇、环磷酰胺、甲氨蝶呤、雷公藤多苷、环孢菌素，可以构建检索式为：（？ =. *（MTX｜硫唑嘌呤｜皮质类固醇｜环磷酰胺｜甲氨蝶呤｜雷公藤多苷｜环孢菌素））。

基于句式特征的匹配为一对一的句式匹配，再将句式融合形成，例如句式一的通用表达为：（？ =. *（内容限定词｜内容限定词｜…））（？ =. *诊疗依据 1），句式二的通用表达为（？ =. *（内容限定词｜内容限定词｜…））（？ =. *诊疗依据 2），将两句规则提取后形成如下所示规则表达：

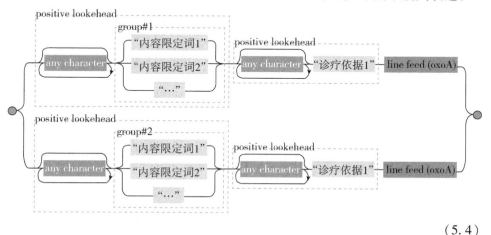

$$(5.4)$$

"疾病"分类下诊疗依据"银屑病"的句式结构为：（？ =. *（有））（？ =. *银屑病史）｜（？ =. *按）（？ =. *银屑病）（？ =. *收入院）并且该诊疗依据只出现在病历格式"个人史｜现病史"中，结果可得句式一提取依据："父母健在，家族中哥哥有银屑病史，无其他遗传病和传染病史。"

句式二提取依据："1月前患者自行停药，半月前皮疹泛发且逐渐增多，面积增大，伴痒，偶可影响睡眠，在外未行治疗，遂来我院就诊，门诊以'寻常型银屑病'收入院。"

（3）诊断规则库

患者特征在疾病的诊断过程中往往都会作为重要的诊断依据，因此需要从语料库中提取患者相关特征，包括患者性别、民族、居住地等，通过规则将特征提取至特征库并进行映射，以此作为诊疗依据的组成部分。诊断依据提取规则库的规则判断语料是基于句式构建的，提取的位置为《皮肤科诊疗常规》【诊断】的内容。

基本句式结构为：

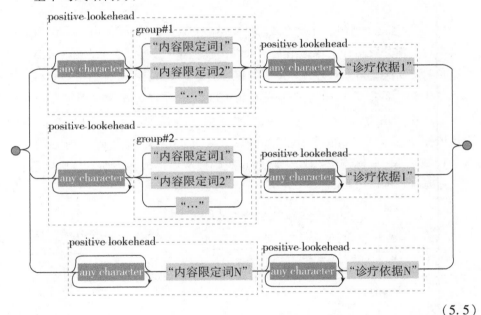

$$\tag{5.5}$$

例如"皮肤症状"分类下诊疗依据"水疱"的表达式（? = . * （皮疹｜皮损｜损害｜有｜可见））（? = . * 水疱）可以映射到语料库中对于皮肤科情况的描述"患者无明显诱因，右肩部出现数个黄豆粒大水疱，无自觉症状，疱壁薄而松弛，疱液清晰极易破溃，疼痛不明显。"

（4）治疗依据提取规则库

治疗特征主要是由药物选择组成，特征的提取为一对多的规则提取。因此，该库由皮肤病的诊疗药物组成。

基本句式结构为：

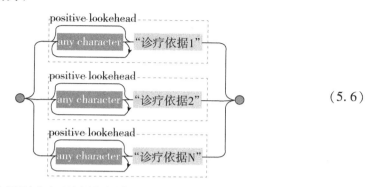

(5.6)

治疗依据提取规则库规则判断语料是基于一对多的关键词分裂，提取的位置为《皮肤科诊疗常规》【治疗】及【物理疗法】的内容。例如"全身系统用药"分类下诊疗依据"维生素"的表达式（?＝.＊（维生素 A ｜维生素 B1 ｜维生素 B2 ｜维生素 B4 ｜维生素 B5 ｜维生素 B6 ｜烟酸 ｜维生素 D ｜维生素 B9 ｜维生素 B12 ｜肌醇 ｜维生素 C ｜维生素 E ｜维生素 K））可以匹配到句子"调整膳食结构与补充维生素 A 无论患者是否存在慢性代谢疾病，确定维生素 A 缺乏之后即应采取措施补充之。"

（5）临床路径提取规则库

临床诊疗路径作为皮肤病诊疗的主要判断依据，为皮肤病问诊提供了借鉴基础。因此需要从临床诊疗路径提取诊疗路径大类划分特征，同时也要注意里面出现的其他皮肤病诊疗依据知识点。临床路径依据提取规则库规则判断语料也是基于句式的，提取的位置为《皮肤科诊疗常规》【临床路径】的内容。

基本句式结构为：

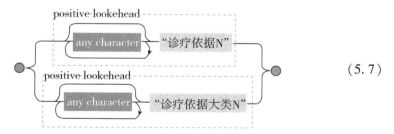

(5.7)

临床路径提取规则库内诊疗依据的提取可以参照"诊断依据提取规则库"，其次，这个库中还存在诊疗依据的大类依据，例如"临床检查检验"下的"普通组织病理"正则表达式（?＝.＊体格检查｜组织病理）可以很方便地在"临床路径"内匹配到内容"1.体格检查 发病部位、皮疹特点。"，

而这句话中的诊疗依据"发病部位"可以很方便地通过表达式"（？ =．＊部位 | 发病部位）"匹配到诊疗依据大类"部位"。

5.3.2 基于统计的诊疗依据提取

（1）基于 tf-idf 算法的关键词提取

将 500 份病历作为语料进行输入，使用 TF-IDF 算法运行获得皮肤病病历诊疗主题词。算法中使用的切词方式为构建的《皮肤病诊疗词典》，并结合使用停用词词典，词典内含诸如"不详""民族"等字段，记录算法获得的词如表 5 - 1 所示。

表 5 - 1 TF-IDF 算法迭代去停用词结果（部分）

某患者．docx	TF-IDF
传染病	0.08200407233771516
伴痒	0.07073256258744134
充血	0.04100203616885758
关节	0.03430414881157876
胸部	0.04126072495231527
水肿	0.08200407233771516
体格检查	0.04117431388520321

（2）基于 LDA 模型的主题抽取

用 LDA 进行主题建模时，通常根据文本聚类或贝叶斯模型来确定主题。本节在抽取关键词时对文本聚类方法进行借鉴。由于 LDA 模型是一种非常典型的词袋模型，因此首先需要对语料进行分词处理。研究采用"项部瘢痕疙瘩性毛囊炎""银屑病""过敏性紫癜"这三种皮肤病的病历（500 个）作为语料。首先，对电子病历进行预处理，得到 txt 格式的病历集合。接着，对语料进行分词处理。为了取得好的建模效果，利用停用词词典去除对主题 - 词提取无关的词汇。为了降低代词等无用的文本信息对主题模型运行结果的影响，本章根据实验需要，将"我院"等与主题无关的词也加入到停用词词表中，以期有效降低文本空间维度。

运行 LDA 模型，可得到四种类别的文件，其中 phi 文件为主题 - 词分布，twords 文件为每个主题下的高频词展示。根据运行结果中的 twords 文件可以看出 10 个主题下词语的概率排序（表 5 - 2）。

表 5 - 2　迭代 100 次文献主题的 8 个高频词

主题表示	主题中的 8 个高概率词							
皮肤症状	丘疹	鳞屑	结痂	脱屑	充血	黄染	紫绀	脓疱
药物治疗	曲安奈德	丙酸氯倍他索软膏	三蕊	阿奇霉素	米诺环素	息斯敏	甲氨喋呤	青黛丸
病史	个人史	家族史	既往史	精神创伤	现病史	烟酒嗜好	传染病史	传染病史
形状与颜色	圆形	冠状沟	地图状	暗红色	粉色	网状	珍珠色	异色
部位	头部	外耳道	腹部	左小腿	双侧	胸部	足趾	四肢
传播与流行	接触							
疾病	毛囊炎	荨麻疹	银屑病	脑膜刺激征	杵状指	药疹	斑丘疹	鳞屑性红斑
一般症状	压痛	哮喘	畸形	头晕	瘙痒	发热	疼痛	腹痛
症状分布	对称	泛发	散发	浅表	弥漫	分散	新发	固定
检查	反跳痛	呼吸运动	同形反应	对光反射	胸膜摩擦音	肱二头肌反射	移动性浊音	巴宾斯基征

（3）基于条件随机场的实体识别

基于条件随机场的病历中信息抽取流程如下：

第一步，对训练语料分别进行各个字段的标注。

第二步，基于条件随机场模型的学习过程分别得到各个识别模型。

第三步，使用识别模型对病历语料进行标注。

第四步，将标注结果与规则提取结果进行分析，得到所需字段信息。

因此，我们首先对病历语料进行标注，在对病历语料进行基本的分词处理后，研究选取了 300 份病历，在业内人士的帮助下进行专业的标注，将需要的实体类型进行标注，标注字段对应表格如表 5 - 3 所示。该批语料按照 8：2 的比例分为训练集和测试集，测试集用于后续对模型进行评价和分析。

表 5 - 3　语料标注标签（部分）

实体名称	标注标签
年龄性别	ageGender
部位	body
症状颜色	color
症状分布	distribution

续表

实体名称	标注标签
传播与流行	spread
季节	season
病程	period
疾病	disease

语料最终处理为两列，第一列代表的是需要标注的字或词，最后一列为输入位标记。研究需识别标注的实体类型较多，共计16种实体类型，并非单一类型的实体识别。故在语料标注完成后，为统计及减少计算量，将该问题转换为单一实体类型的识别和标注问题。

在对训练语料进行标注后，对于每一类实体类型，均使用"BEMSO"标注集，分别转换为CRF训练所需的语料格式。每种实体类型的训练语料分别使用CRF模型进行训练，一轮只训练一种实体类型。最终用于训练的数据形式如表5-4所示。

表5-4　语料标注符号

患	O
者	O
于	O
当	O
地	O
县	O
医	O
院	O
诊	O
断	O
为	O
过	B
敏	M
性	M
紫	M
癜	E

完成训练集、测试集、特征模板等文件准备后，利用CRF进行模型训练，最终得到年龄性别、传播与流行、季节、物理疗法等16个可用于病历信息标

注的模型。将该批模型用于对测试集进行标注。

5.4　诊疗依据知识点与模型确立

皮肤病诊疗矩阵首先是通过正则构建的方法实现的，其中涉及上章中的诊疗依据提取内容库和诊疗依据提取整体规则库两个库的调用，例如对于“季节”大类划分的检索式调用的是诊疗依据提取内容库，构建检索式为^（. *）（发病于）（. *）（季）（. *） $或^（. *）（多于）（. *）（发病）（. *） $，输出的结果包括“春季、夏季、秋季、冬季、春夏、春秋、夏秋、冬春、秋冬、冬夏”。完成相关诊疗依据知识点检索，可以输出皮肤病诊疗词表，删除诸如“慢性胃炎”“毛孔粗糙”等相关无关字段，输出待推荐词表如图 5 –5 所示。

传播与流行	季节	病程	疾病	病因	皮肤症状	一般症状	部位	症状颜色	症状分布	症状形状	临床检查检验	外用药治疗	全身系统用药
输血	春季	慢性	副银屑病	基因与遗传	丘疹	发热	黏膜	红色	对称	带状	血清类风湿因子	抗病毒药	免疫抑制剂
接种	夏季	急性	银屑病	家族	结节	疼痛	头面颈	褐色	泛发	网状	梅毒检查	抗细菌药	维生素
皮损	秋季	数月	带状疱疹	细菌	斑片	瘙痒	上肢	黑色	密集	环状	普通组织病理	抗真菌药	糖皮质激素
接触	冬季	2年以内	单纯疱疹	真菌	斑块	全身	手	紫色	分散	圆形	皮肤镜检查	抗寄生虫药	抗细菌药
	春夏	2年以上	毛囊炎	药物	水疱	体征	会阴臀部	白色	成片	条状	血常规	止痒剂	抗真菌药
	春秋		皮疹	植物	脓疱	关节红肿	下肢	黄色	弥漫	不规则形	血生化	非甾体抗炎药	抗病毒药
	夏秋		脑膜刺激征	病毒	渗出	贫血	足	灰色	固定	地图状	尿沉渣检验	糖皮质激素	抗寄生虫药
	冬春		杵状指		脱屑	听觉	屈侧	蓝色	全身	线状	呼吸运动	维A酸药	非甾体抗炎药
	秋冬		皮损		角化	视觉	伸侧	绿色	多发	岛屿状	同形反应	免疫抑制剂	
	冬夏		鱼鳞病		紫癜	神经	暴露	粉色	散乱		对光反射	曲安奈德	
			红斑狼疮		肿块	中毒	生殖器	玫瑰色	散发		胸膜摩擦音	丙酸氯倍他索软膏	
					鳞屑	压痛	外耳道	青色	浅表		肱二头肌反射	三[illegible]	
					状斑	肿大	腹部	异色	新发		心电图	阿奇霉素	
					脱屑	畸形	双侧	透明			巴宾斯基征	米诺环素	
					充血	头晕	胸部	猩红			内科检查	息斯敏	
					硬斑病样	头痛	小腿	皮肤色			外科检查	甲氨蝶呤	
								橙色					

图 5 –5　皮肤病诊疗待推荐词表

在诊疗依据规则提取的基础上，通过病历分析及对皮肤病诊疗依据需求规划，利用 LDA、CRF、TF-IDF 等统计方法对诊疗知识点的提取结果，结合山东 A 医院、北京 B 医院皮肤科诊疗专家多年经验，增加大类“物理疗法”，形成 16 个皮肤病诊疗大类，并增减其中的诊疗依据知识点，按照蒙特卡洛算法对矩阵的构建横纵要求构建出一个 16 * 16 的皮肤病诊疗矩阵，构建皮肤病诊疗模型，如图 5 –6 所示。

年龄性别	传播与流行	季节	病程	疾病	病因	皮肤症状	一般症状	部位	症状颜色	症状分布	症状形状	临床检查检验	外用药治疗	全身系统用药	物理疗法
婴幼儿男	职业接触	寒冷季节	慢性	脓皮病	基因与遗传	丘疹	发热	黏膜	红色	对称	带状	X线	清洁剂	免疫抑制剂	紫外线
青年男	性接触	暖热季节	急性	荨麻疹	家族	结节	疼痛	头面颈	褐色	局限	网状	血清类风湿因子	保护剂	维A酸	窄谱UVB
中年男	胎传	湿热季节	数月	湿疹	环境与饮食	斑片	瘙痒	胸腹	黑色	泛发	环状	梅毒检查	消毒防腐剂	维生素	光化学疗法
儿童男	非性接触	凉爽季节	2~4周	副银屑病	细菌	斑块	全身症状	背腰	紫色	密集	弧形	性病检查	角质促成剂	生物制剂	损害内注射
新生儿	输血	多雨季节	自限	梅毒	真菌	水疱	体征	上肢	白色	分散	圆形	脑脊液检查	角质剥离剂	糖皮质激素	激光
婴幼儿女	动物	春季	长期	体癣	螺旋体	脓疱	关节红肿	手	黄色	成片	多角形	真菌检查	抗病毒药	抗细菌药	放射线
青春期男	自身传染	夏季	短期	慢性湿疹	免疫与体质	甲症状	贫血	会阴臀部	灰色	弥漫	条状	斑贴试验	抗细菌药	抗组胺类	冷冻
中年女	飞沫	秋季	2年以内	脂溢性皮炎	机体疾病与代谢	毛发症状	听觉	下肢	蓝色	固定	不规则形	普通组织病理	抗真菌药	抗真菌药	放射疗法
绝经期	呼吸道	冬季	2年以上	银屑病	药物	渗出	视觉	足	绿色	平行	隧状沟	免疫组织病理	抗寄生虫药	抗病毒药	针灸
月经前	接种	春夏	4~6周	水痘	动物	脱屑	腹痛	屈侧	粉色	游走	地图状	细菌检查	止痒剂	抗寄生虫药	电疗类
妊娠期	医源性传染	春秋	4~8周	带状疱疹	植物	角化	神经	伸侧	玫瑰色	全身	线状	疱液检查	非甾体抗炎药	抗麻风药	音频
老年男	排泄物	夏秋	自愈	单纯疱疹	衣原体	继发症状	胃肠道	暴露	青色	多发	新月形	寄生虫检查	糖皮质激素	非甾体抗炎药	射频
青春期女	皮损	冬春	不愈	脓癣	支原体	紫癜	肾损害	肩部	皮肤异色	不对称	线状	皮肤镜检查	维A酸药	性激素	红外线
儿童女	食品	秋冬	复发	药疹	立克次体	结痂	头晕	腔口	透明	散乱	点滴状	皮肤CT	免疫抑制剂	生物反应调节剂	微波
青年女	病灶扩散	冬夏	不复发	白癜风	寄生虫	肿块	中毒	生殖器	珍珠色	聚集	圆锥形	血常规	皮肤软化剂	改善和调节微循环药物	光动力
老年女	感染	秋收季节	新发	痤疮	病毒	囊肿	哮喘	神经分布	皮肤色	单个	岛屿状	血生化	维生素D类似物	抗肿瘤药	浴疗

图 5 –6　皮肤病诊疗模型

5.5 诊疗路径演化与计算

蒙特卡洛算法分为四个步骤，分别是选择（Selection）、扩展（Node Expansion）、模拟（Rollout）和回溯（Back Propagation）。通过节点的遍历来实现对单一种皮肤病的诊疗依据知识点的选择。对基于蒙特卡洛算法的诊疗依据数统计数据是诊疗决策状态的值。诊疗决策的判断计数，即此决策过程中的模拟次数。该模拟次数是通过训练形成，起始状态由根节点表示，该根节点最初是树中的唯一节点。其决定值包括初始值和 UCT 公式的模拟选择值，单一路径选择的结束是以成功或失败面向病历的正确诊疗路径作为标志。对于蒙特卡洛模拟来说，程序结束以次数的设定为标志。

具体流程如图 5 - 7 所示。

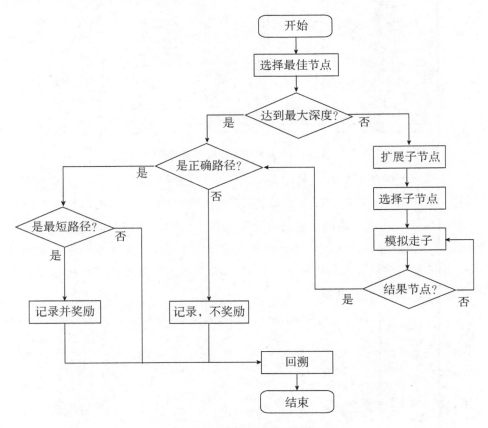

图 5 - 7 蒙特卡洛算法流程

录入病历文档时，首先对整个电子病历文件进行扫描，依据患者患病信息建立新的节点，如果该皮肤病已经在蒙特卡洛树中，只需找到已有节点地址即可，建立或找到节点后，再生成后续节点，实现后续节点与父节点的对应，最终将整个电子病历中的相关有效信息全部存贮至蒙特卡洛树信息中。将已有电子病历全部记录存储后，皮肤病诊疗相关的蒙特卡洛树也就完成（图 5 - 8）。随后，我们需要依据前面提到的队列节点针对整个蒙特卡洛树的

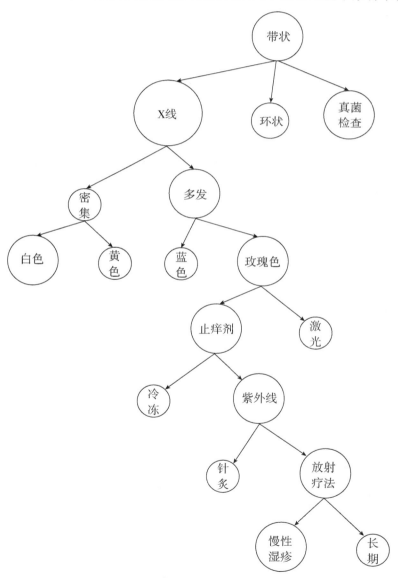

图 5 - 8　病历及《皮肤科诊疗常规》蒙特卡洛树

内容进行广度优先遍历，记录所有节点对应的各自的深度值，并将其输出。在操作过程中，需要利用深度优先病历函数来获取和了解病历中定义的根节点到相应子节点路径上所有疾病信息中的最长路径。除此之外，为实现队列运算函数我们需要使用循环队列定义队列结构体，为实现栈运算函数我们需要定义栈结构体。

为了更准确地得到诊疗疾病的最短的路径，本章利用蒙特卡洛算法的节点具有分值的特性来寻找诊疗路径的最短路径。由于奖励权重值会随着路径不断缩短而不断增加，最短路径的节点分值也会也会越来越突出，也就更容易被选择到，经过大规模的训练之后，最短路径的节点也会慢慢具有自己的分值影响作用。

为了更高效地得到蒙特卡洛算法的最短路径，本章设定三个参数：首先是《皮肤科诊疗常规》中出现过的节点 W，作为权威奖励值。因为《皮肤科诊疗常规》的权威性，所以我们期望这些节点会被更优先的选择。第二个参数是期望值 C，用来调节 UCT 公式中涉及的 exploitation 和 exploration 过程。第三个参数为奖励值 K，取值范围在 0 到蒙特卡洛树所取的随机值的最大值之间，每当找到更短的路径时，奖励值 K 则会加倍并回溯。算法的目标是获取更高效更正确的路径，因此，需要将三个参数控制在合理范围内，不断试验从而找到最优解，从而帮助诊疗方法选择到更佳的诊疗依据。

5.6　实验与分析

本节将对前面设计的诊疗依据抽取算法，以及蒙特卡洛树搜索诊断病历的算法进行实现，设计相关的实验证明其可行性和有效性。除此之外，还将对实验结果进行分析，分析算法和程序的相关利弊以进一步优化。

5.6.1　诊疗依据提取实验

基于人民卫生出版社 2012 年《皮肤科诊疗常规（第二版）》以及山东省 A 医院病历 100 个皮肤病诊疗知识点进行皮肤病诊疗依据提取实验，语料总数为 20 万字左右。

实验步骤如下。

首先将皮肤病病历语料进行结构化 Schema 构建，从中随机抽取 100 个诊疗依据知识点。同样，用 5.3 节提到的预料处理流程构建皮肤病诊疗依据规则提取库，从《皮肤科诊疗常规》文本中随机抽取 100 个诊疗依据知识点进行验证。然后通过对知识点的人工判定来检验规则库的提取效果，计算出库内诊疗依据知识点提取的准确率、召回率、F 值（表 5 - 5，表 5 - 6）。

表 5 - 5　面向病历的诊疗依据提取实验

规则库类型	准确率（P）	召回率（R）	F 值
诊疗依据提取内容库	90.91%	83.33%	86.95%
诊疗依据提取整体规则库	91.03%	93.42%	92.21%

表 5 - 6　面向《皮肤科诊疗常规》的诊疗依据提取实验

规则库类型	准确率（P）	召回率（R）	F 值
诊断依据提取规则库	98.60%	87.34%	92.63%
治疗依据提取规则库	93.33%	87.50%	90.32%
临床路径依据提取规则库	100%	100%	100%

根据列表可得，只利用规则提取对病历信息进行命名实体识别的情况下，使用格式进行限定的诊疗依据知识点实体类型识别效果较好。

根据列表中数据可知，面向《皮肤科诊疗常规》的三个库准确率、召回率、F 值都相对较高，能满足对于权威诊疗依据知识点提取的要求。准确率比召回率高是由于内容限定太多导致结果出现得太少而引起。临床路径依据提取规则库内容提取为诊疗依据知识点大类，书中对诊疗依据知识点的判断表达明确，可直接提取，因此准确率为 1。

5.6.2　诊疗路径推荐有效性实验

本实验的环境如下：

（1）硬件环境

计算机：MacBook Pro（Retina, 15 - inch, Mid 2015）

处理器：2.2 GHz Intel Core i7

内存：16 GB 1600 MHz DDR3

硬盘：250GB

（2）软件环境

操作系统：Mac OS 10.14.2（18C54）

开发环境：IDEA 2018，JDK1.8

项目管理工具：Maven

网络：局域网

测试集：山东 A 医院皮肤病病历和疾病数据语料

在实验程序中，我们实现了选择、扩展、模拟和回溯的接口，并提供相关的实验数据读取类、处理类、计时、常量类等。

为验证蒙特卡洛树搜索的有效性和可行性，本章分别采用普通搜索和蒙特卡洛树搜索方法搜索病历诊断方案。普通搜索即树的层次遍历，蒙特卡洛树搜索的病历诊断方法即训练树模型后搜索最短路径。实验中，我们用项部瘢痕疙瘩性毛囊炎 100 例、银屑病病历 100 例、紫癜病历 100 例、湿疹病历 100 例以及药疹病历 100 例作为蒙特卡洛树搜索训练的语料，在不同的训练次数下验证找到最短路径的成功率。

本章对紫癜病和湿疹病两种疾病做蒙特卡洛树搜索训练实验，鉴于实验的各种奖励值、参数值取值较多，这里取典型的几组参数实验结果进行对比。$W=5$，$K=1$，$C=0.1$ 时，湿疹诊疗路径训练实验结果见表 5-7，紫癜诊疗路径训练实验结果如表 5-8 所示，项部瘢痕疙瘩性毛囊炎诊疗路径实验结果见表 5-9，药疹诊疗路径实验结果见表 5-10，银屑病诊疗路径训练实验结果如表 5-11 所示。

表 5-7　第一组训练值中普通树搜索和蒙特卡洛树搜索寻找湿疹最短病历诊断路径实验结果

实验方法	训练耗时	成功率	训练次数	成功相似率
普通层次遍历	833 min	0.02%	1	0%
蒙特卡洛树搜索	189 min	12.1%	300 000	68.8%
蒙特卡洛树搜索	274 min	18.5%	500 000	82.2%
蒙特卡洛树搜索	478 min	35.3%	1 000 000	88.8%
蒙特卡洛树搜索	635 min	49.5%	1 500 000	92.4%

表 5-8　第一组训练值中普通树搜索和蒙特卡洛树搜索寻找紫癜病最短病历诊断路径实验结果

实验方法	训练耗时	成功率	训练次数	成功相似率
普通层次遍历	851 min	0.02%	1	0%
蒙特卡洛树搜索	207 min	9.4%	300 000	82.2%

续表

实验方法	训练耗时	成功率	训练次数	成功相似率
蒙特卡洛树搜索	332 min	15.2%	500 000	86.2%
蒙特卡洛树搜索	651 min	33.1%	1 000 000	91.8%
蒙特卡洛树搜索	812 min	53.2%	1 500 000	96.0%

表 5 – 9　第一组训练值中普通树搜索和蒙特卡洛树搜索寻找项部
瘢痕疙瘩性毛囊炎最短病历诊断路径实验结果

实验方法	训练耗时	成功率	训练次数	成功相似率
普通层次遍历	864 min	0.01%	1	0%
蒙特卡洛树搜索	212 min	9.1%	300 000	79.8%
蒙特卡洛树搜索	339 min	14.7%	500 000	85.8%
蒙特卡洛树搜索	528 min	29.3%	1 000 000	92.2%
蒙特卡洛树搜索	681 min	47.6%	1 500 000	93.4%

表 5 – 10　第一组训练值中普通树搜索和蒙特卡洛树搜索
寻找药疹最短病历诊断路径实验结果

实验方法	训练耗时	成功率	训练次数	成功相似率
普通层次遍历	867 min	0.01%	1	0%
蒙特卡洛树搜索	222 min	8.8 %	300 000	83.4%
蒙特卡洛树搜索	343 min	14.3%	500 000	87.2%
蒙特卡洛树搜索	586 min	31.7 %	1 000 000	90.8%
蒙特卡洛树搜索	713 min	46.3%	1 500 000	91.4%

表 5 – 11　第一组训练值中普通树搜索和蒙特卡洛树搜索
寻找银屑病最短病历诊断路径实验结果

实验方法	训练耗时	成功率	训练次数	成功相似率
普通层次遍历	983 min	0.01%	1	0%
蒙特卡洛树搜索	259 min	7.8%	300 000	84.4%
蒙特卡洛树搜索	371 min	13.3%	500 000	92.4%
蒙特卡洛树搜索	631 min	32.8%	1 000 000	94.5%
蒙特卡洛树搜索	758 min	44.2%	1 500 000	95.9%

$W = 2$，$K = 0.2$，$C = 0.75$ 时，湿疹诊疗路径训练实验结果如表 5 – 12 所示，紫癜诊疗路径训练实验结果如表 5 – 13 所示，项部瘢痕疙瘩性毛囊炎诊疗路径实验结果见表 5 – 14，药疹诊疗路径实验结果见表 5 – 15，银屑病诊疗路径训练实验结果如表 5 – 16 所示。

表 5 – 12　第二组训练值中普通树搜索和蒙特卡洛树搜索
寻找湿疹最短病历诊断路径实验结果

实验方法	训练耗时	成功率	训练次数	成功相似率
普通层次遍历	833 min	0.02%	1	0%
蒙特卡洛树搜索	244 min	7.8%	300 000	31.2%
蒙特卡洛树搜索	323 min	13.4%	500 000	36.8%
蒙特卡洛树搜索	541 min	24.1%	1 000 000	41.7%
蒙特卡洛树搜索	681 min	37.7%	1 500 000	45.1%

表 5 – 13　第二组训练值中普通树搜索和蒙特卡洛树搜索
寻找紫癜病最短病历诊断路径实验结果

实验方法	训练耗时	成功率	训练次数	成功相似率
普通层次遍历	851 min	0.02%	1	0%
蒙特卡洛树搜索	254 min	6.2%	300 000	26.6%
蒙特卡洛树搜索	358 min	9.8%	500 000	32.4%
蒙特卡洛树搜索	568 min	16.7%	1 000 000	35.2%
蒙特卡洛树搜索	701 min	22.7%	1 500 000	38.8%

表 5 – 14　第二组训练值中普通树搜索和蒙特卡洛树搜索寻找项部
瘢痕疙瘩性毛囊炎最短病历诊断路径实验结果

实验方法	训练耗时	成功率	训练次数	成功相似率
普通层次遍历	864 min	0.01%	1	0%
蒙特卡洛树搜索	259 min	6.4%	300 000	27.7%
蒙特卡洛树搜索	360 min	10.4 %	500 000	31.8%
蒙特卡洛树搜索	590 min	23.3%	1 000 000	34.2%
蒙特卡洛树搜索	742 min	32.7%	1 500 000	37.2%

表5-15 第二组训练值中普通树搜索和蒙特卡洛树搜索
寻找药疹最短病历诊断路径实验结果

实验方法	训练耗时	成功率	训练次数	成功相似率
普通层次遍历	867 min	0.01%	1	0%
蒙特卡洛树搜索	251 min	7.8%	300 000	25.4%
蒙特卡洛树搜索	363 min	8.6%	500 000	30.9%
蒙特卡洛树搜索	592 min	12.6%	1 000 000	34.5%
蒙特卡洛树搜索	750 min	21.5%	1 500 000	38.6%

表5-16 第二组训练值中普通树搜索和蒙特卡洛树搜索
寻找银屑病最短病历诊断路径实验结果

实验方法	训练耗时	成功率	训练次数	成功相似率
普通层次遍历	983 min	0.01%	1	0%
蒙特卡洛树搜索	269 min	7.1%	300 000	23.9%
蒙特卡洛树搜索	369 min	9.6%	500 000	28.4%
蒙特卡洛树搜索	541 min	11.1%	1 000 000	31.8%
蒙特卡洛树搜索	681 min	16.7%	1 500 000	35.3%

$C=0.68$ 时，湿疹诊疗路径训练实验结果如表5-17所示，紫癜诊疗路径训练实验结果如表5-18所示，项部瘢痕疙瘩性毛囊炎诊疗路径实验结果见表5-19，药疹诊疗路径实验结果见表5-20，银屑病诊疗路径训练实验结果如表5-21所示。

表5-17 第三组训练值中普通树搜索和蒙特卡洛树搜索
寻找湿疹最短病历诊断路径实验结果

实验方法	训练耗时	成功率	训练次数	成功相似率
普通层次遍历	833 min	0.02%	1	0%
蒙特卡洛树搜索	142 min	25.6%	300 000	18.7%
蒙特卡洛树搜索	202 min	43.2%	500 000	32.4%
蒙特卡洛树搜索	321 min	68.2%	1 000 000	39.2%
蒙特卡洛树搜索	458 min	82.8%	1 500 000	42.6%

表5-18　第三组训练值中普通树搜索和蒙特卡洛树
搜索寻找紫癜病最短病历诊断路径实验结果

实验方法	训练耗时	成功率	训练次数	成功相似率
普通层次遍历	851 min	0.02%	1	0%
蒙特卡洛树搜索	154 min	23.1%	300 000	24.2%
蒙特卡洛树搜索	213 min	36.0%	500 000	28.8%
蒙特卡洛树搜索	371 min	64.7%	1 000 000	34.4%
蒙特卡洛树搜索	503 min	75.7%	1 500 000	37.2%

表5-19　第三组训练值中普通树搜索和蒙特卡洛树搜索寻找项部
瘢痕疙瘩性毛囊炎最短病历诊断路径实验结果

实验方法	训练耗时	成功率	训练次数	成功相似率
普通层次遍历	864 min	0.01%	1	0%
蒙特卡洛树搜索	192 min	23.9%	300 000	22.1%
蒙特卡洛树搜索	265 min	35.2%	500 000	25.8%
蒙特卡洛树搜索	431 min	58.2%	1 000 000	29.8%
蒙特卡洛树搜索	569 min	67.7%	1 500 000	34.4%

表5-20　第三组训练值中普通树搜索和蒙特卡洛树搜索
寻找药疹最短病历诊断路径实验结果

实验方法	训练耗时	成功率	训练次数	成功相似率
普通层次遍历	867 min	0.01%	1	0%
蒙特卡洛树搜索	241 min	25.8%	300 000	24.4%
蒙特卡洛树搜索	281 min	40.4%	500 000	27.2%
蒙特卡洛树搜索	397 min	54.1%	1 000 000	31.8%
蒙特卡洛树搜索	483 min	66.8%	1 500 000	35.3%

表5-21　第三组训练值中普通树搜索和蒙特卡洛树搜索
寻找银屑病最短病历诊断路径实验结果

实验方法	训练耗时	成功率	训练次数	成功相似率
普通层次遍历	983 min	0.01%	1	0%
蒙特卡洛树搜索	257 min	26.7%	300 000	19.2%

实验方法	训练耗时	成功率	训练次数	成功相似率
蒙特卡洛树搜索	296 min	43.5%	500 000	23.2%
蒙特卡洛树搜索	413 min	57.3%	1 000 000	27.0%
蒙特卡洛树搜索	533 min	70.2%	1 500 000	37.4%

普通的层次遍历不需要训练，遍历一次的耗时很长，搜索空间巨大。蒙特卡洛树搜索节约计算和存储资源，同时也节约搜索遍历的时间，让搜索高效而快速。一般情况下蒙特卡洛树搜索随着训练次数的增加，其测试搜索到结果所耗费的时间也因其树模型中节点分值趋于引导性和优化性而也越来越少，正确率同样也随之越来越高，这都是树模型趋于成熟的体现。

测试结果受测试程序、环境配置、随机值的随机性和数据集等多种因素的影响，得到的结果数据在不同的情况下会有所不同，但实验的可行性和有效性证明不会变，在经过大量数据训练之后实验结果具有说服力。在本章所设计的蒙特卡洛树搜索算法中可以降低最佳病历诊断路径搜索耗时并提高其正确率，因此具有一定的效果。

5.7　本章小结

皮肤病病历作为皮肤病诊疗路径的体现，提取出其中的依据知识点获取最短路径，可以为医师提供诊疗过程中的下一步最优推荐。本章面向两种资源：皮肤病病历及《皮肤科诊疗常规（第二版）》，在对文本信息结构分析建模的基础上，实现诊疗依据知识点的自动提取，并利用蒙特卡洛算法覆盖皮肤病诊疗依据的选择、扩展、仿真及反向传播全过程，模拟计算出皮肤病诊疗最短路径。最短路径的判定能辅助医师进行诊疗，缩短诊疗时间和就医步骤，有良好的应用前景和市场价值。

第6章 泛专题综合生成关键技术研究

本书第2章提出了专题知识生成模型，正如2.2小节所述，泛专题是在专题的基础上提出的概念，是指较大数量级的专题集合，具体而言，泛专题应具备如下特征：

（1）泛专题的内容均来源于中医古籍原始资源。泛专题是针对特定主题，经过有意识标引、重组后的中医古籍原始资源，专题中的内容均能与其来源的中医古籍建立联系，以便研究者进行选择、溯源。

（2）泛专题应具备知识点多、知识线条长的特点。只有知识点多，才能更大程度契合研究者的专题研究需要，在研究者产生专题查阅需求时，将结果随时展示给研究者。知识点多需要尽可能全面地挖掘到中医书籍中的有意义概念，并以此为主题进行专题组织。知识线条的长度体现在概念的演化路径上。一本中医书籍或一个作者对某个概念的描述仅为一家之言，只有将不同时代、不同作者的观点串联在一起才具备更高的研究价值。

由此可见，实现泛专题自动生成需要具备在单本中医古籍中纵向深入挖掘知识，在多本中医古籍中横向建立知识关联的资源处理能力。本章将由浅入深地给出泛专题生成的思想、方法、生成技术及综合实验证明。

6.1 思路与框架

在生成知识泛专题的流程中，知识结构用先验知识来表达，行文结构用网络表示学习算法来表达，希望通过将先验知识结构融合在网络表示学习算法中，来表达完整的中医书籍结构及语义内涵。本章引入先验知识的逻辑在于：若将正文表示为词袋的形式，那么部分词与标题中的概念会构成关系，部分词语之间也有可能构成关系。两个概念只要在先验知识中曾经构成过关系，即可认为二者具备构成关系的可能。而网络表示学习通过将网络中的节点信息、边的信息、拓扑结构信息表达在向量矩阵中，实现对文本结构和语义的表示。综上所述，泛专题生成的流程与方法如图 6 - 1 所示。

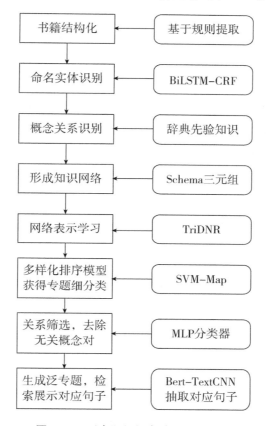

图 6 - 1　泛专题知识自动生成总流程

6.2　泛专题综合生成思想

　　实现泛专题生成，需要做到凡是中医古籍中存在的知识点，都能生成与之相关的专题，即需要纵向对每一本中医古籍中的知识点进行深入挖掘、分类标引；横向建立不同中医古籍中相同知识点之间的关联，并针对用户需求快速对符合条件的知识点进行整合与分类展示。传统的自然语言处理手段能够做到知识抽取与关联，并为中医古籍不同层次的解析提供技术手段，但在泛专题生成任务上还有一定的局限性，大致可以总结为以下三点：

　　①中医古籍体例繁多，每一本书都有自身知识结构的表达形式，理解中医古籍本身就有很大的困难。许多中医书籍也存在知识组织零散、复杂等问

题，在抽取概念、建立概念间的关系时无法达到很细的颗粒度。特别是古文语料通常行文简洁，许多句子缺乏主语，概念关系不局限在单独一个句子中，无法用现代文通用的方法进行关系预测，跨句子的关系抽取算法目前也还不够成熟。

②在中医药学先验知识的指导下，采用自然语言处理手段解析中医古籍语料，永远达不到先验知识的水平，更无法超越先验知识。新的知识难以界定，人们对领域知识的理解永远存在分歧，理解新知识更是如此。所以，借助先验知识最优的方法是利用其固有的概念关系进行计算，而不是完全凭借个人对领域知识的理解。

③以传统自然语言处理手段进行中医古籍全解析的过程较为复杂、低效、不能实时展示给用户。研究者需在对中医知识体系理解的基础上，构建概念模型，分别从不同的古籍中抽取知识，最后根据任务分解建立专题模型，实现专题生成，工作量非常庞大，且很难根据用户需求及时反馈生成结果。

所以，泛专题综合生成还需从更加宏观的角度出发，发掘中医古籍篇章结构与知识结构之间的关系。通过前文对中医古籍文本的理解与分析，可以发现如下两点规律：

①任何中医古籍都具有自身的行文结构。不同体例的中医古籍在行文结构上具有一定的差异性，主要表现在目录结构的差异性，相同体例的中医古籍行文结构也并不是完全相同的。

②任何知识点都具有自身的知识结构。同一类别的知识点存在知识结构上的相似性，如描述方剂类的知识点极大可能包含方剂组成、主治、功能、用法、制法等，而本草类知识点往往包含了性质、功用、形态、制法等知识点。

因此，本研究认为中医古籍的行文结构和知识点的知识结构必然存在联系，需要寻求将两者融合的方法，最终形成中医古籍行文结构的知识结构表达，或知识结构的行文结构表达。这样，每本中医古籍本身都可以作为一个独特的专题，而两本或多本中医古籍之间构成的知识点关联能够形成更复杂的专题结构，展现知识点的演化路径。

可见，对于泛专题自动生成来说，需要对中医古籍做到纵向与横向两方面的深入挖掘。纵向，即每本书中每个章节都可以挖掘到最深入的知识点，形成以概念为核心的知识结构，并对知识结构进行标引，以便在用户激发泛专题生成任务时及时展示；横向，即在多本书间构建同一知识点的关联、分类与展示。一本中医古籍仅代表了一个作者的观点，横向挖掘有利于呈现同一知识点在不同书籍中的描述，以便用户进一步进行对比分析、溯源分析，为用户的专题研究提供足够的语料参考。这种能够实时针对用户需求，呈现出有分类、有内容的中医古籍专题，才能成为真正的泛专题。

6.2.1　中医文本隐性知识结构挖掘

根据对中医古籍目录的分析可以得知，作者在编排书籍目录时必然存在知识分类的目的。不同书籍的分类方式不同，其目录结构必然存在一定的知识体系。例如，关于疾病"中风"的中医古籍，如目录结构包括了致病因素、治疗方法、首选方剂等，那么标题下的文字都是围绕中风的治病因素、治疗方法、首选方剂的描写。参考本体三元组的思想，可以认为此处构成了 ｛中风，致病因素，X_n｝，｛中风，治疗方法，Y_n｝，｛中风，首选方剂，Z_n｝ 这样的关系，其中 X、Y、Z 分别表示正文中的有意义概念。此时，最上级目录"疾病"（中风）成为了本体中的定义域，下级标题"治疗方法""致病因素""首选方剂"成为了属性名称，X_n、Y_n、Z_n 成为了值域。值域是一个有意义概念，且值域的取值范围就在对应的正文部分，如 ｛中风，首选方剂，八味顺气散｝。从这个角度可以认为，书籍目录能够起到关系标引的作用。而去除停用词、分词后的正文相当于一个词袋，词袋中的部分概念是能够和上级标题构成三元组关系的，而部分概念和标题没有关系或关系相对较远。

前文所提"治疗方法"、"用方"仅为属性名称，是构建定义域与值域关系的桥梁。关键在于定义域、值域中的两个词是否能够构成关系。在中医古籍真实语料中，当目录结构没有那么复杂时，也具备同样的关系。例如，《金匮钩玄》全部以疾病名称作为一级目录，正文都是围绕疾病的描写，表 6 - 1 是《金匮钩玄》中"干霍乱"一节的内容。

表 6 - 1　《金匮钩玄》中"干霍乱"章节

干霍乱【标题】	干霍乱【疾病】
此病最难治，死在须臾，升降不通故也。	
此系内有物所伤，外有邪气所遏。	物所伤、邪气所遏【致病因素】
有用吐法者，则兼发散之义也。	吐法【治疗方法】
吐提其气，极是良法。	

续表

干霍乱【标题】	干霍乱【疾病】
世多用盐汤。	盐汤【用方】
有用温药解散者，其法，解散不用凉药。	温药解散【治则】
二陈汤加和解散：川芎、防风、苍术、白芷。	二陈汤加和解散【用方】

　　分析表 6 - 1 可以发现，部分词语能够和"干霍乱"构成直接关联，如"吐法""盐汤""二陈汤加和解散"，其对应的句子则是更加具体的描述。上述关系都处于疾病这一知识体系中。除此之外，"二陈汤加和解散：川芎、防风、苍术、白芷。"这一句子可以进一步挖掘到方剂与药物之间的组成关系，这一关系需要进一步借助方剂知识体系来判断。而致病因素等概念在《金匮钩玄》文中没有更细的说明，挖掘可以到此为止。通过这一方法，只要是中医古籍文本中能够识别出的有意义概念，均能挖掘到概念关系，通过标引，最终支撑泛专题生成展示。可以看出，这一挖掘呈现出环形特点，即通过疾病知识体系，可以挖掘出疾病的概念关系，通过方剂知识体系，也可以挖掘方剂概念关系，最终穷尽正文中的所有关系，这些知识体系在关系挖掘中处于平等的关系。

　　在中医古籍中挖掘出的关系类似于语义词典，每个语义关系又与中医古籍中的句子紧密相连，最终实现了中医古籍知识结构的行文结构表示。那么可以认为，只要对书中剩余的疾病，如中风、咳嗽等以同样的方式挖掘后，便能得出《金匮钩玄》这本书的知识体系，总结出其中包含的全部关系类别。此时，相当于将一本书的语义关系全部标引了出来，从整体来看，能够生成《金匮钩玄》专题。对于多本古籍来说，若要生成"干霍乱"专题，只需将与"干霍乱"有关的语义关系全部检索出来，得到包含句子的语义关系集合，通过关系类别分类展示，实现泛专题生成。同样，如生成"二陈汤加和解散"专题，也能将该书正文中的内容检索出来，既包括"二陈汤加和解散"治疗中风，也包括"二陈汤加和解散"自身的组成。

　　经上文分析，可以得出这样一个普遍结论：一个概念总是会和某些概念构成某种关系，而这种关系还能够表达某种语义。在任何中医古籍中，一定都存在无数这样的有意义关系。所以，本书将中医古籍的行文结构通过词与词之间关联的形式表达成语义结构，将书籍结构表示为图 6 - 2 的形式，其中

W_1、$W_2 \cdots W_n$ 表示正文中的有意义概念。

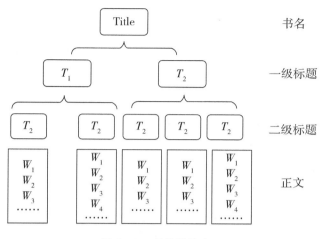

图 6-2 书籍结构表示

6.2.2 先验知识利用方法

上文在构建中医古籍知识结构的行文结构表达时，利用了研究者对先验知识的理解。对于计算机来说，若没有先验知识对这些关系进行计算，正文这个词袋中所有的词都处于同等地位，无法判断哪些词之间能够构成关系。找出这些关系，必须借助先验知识，但在利用先验知识时，本书直接利用的是先验知识固定的知识结构，如借助中医领域权威词典、语义网络。一是概念与概念间的关系很明确；二是可以略加避免个人在理解上的局限性。通过关系将概念关联在一起，可以将先验知识也表示成一个由概念作为节点，关系作为边的知识网络，这与本书中将中医古籍行文结构通过词的形式表达成的语义结构具有一致性。

当中医古籍中的三元组与先验知识中的三元组构成语义或结构更接近时，可以将书中的概念对挑选出来。具体而言，只要是两个概念在先验知识中曾经构成过关系，即可认为二者具备构成关系的可能。同时，一个概念能够构成的三元组关系很多，而能够构成四元组、五元组的可能性会更小，即知识链条越长，提供的有效信息越多，判断正确的概率就越高。要想对概念关系的亲疏程度进行计算，光靠字面匹配无法消除歧义问题，所以本书选择利用知识网络这一结构对概念关系进行计算。

在表示学习算法中，网络表示学习能够将网络中的节点以低维稠密向量的形式表示，并能最大程度保留节点与节点之间的信息，最终用于节点分类、链路预测、社区发现等任务中。网络表示学习能够延长知识链条，尽可能在表示节点时融入更多的关系信息。基于此，文本将利用网络表示学习算法对知识网络进行表示，将向量化后的先验知识网络作为判定概念与概念之间关系的依据。

中医古籍原文能够以概念和概念关系的形式构建融合篇章结构的知识网络。本书利用先验知识可以构建出同质网络，作为中医古籍具体内容中概念关系的判断依据，将先验知识体系和书籍具体内容结合，寻求先验知识和书籍内容最大相似度匹配。

在构建先验知识网络时，本书选用了中医药学领域权威辞典作为先验知识，包括谢观的《中国医学大辞典》[①]、王雨婷的《中医疾病证候辞典》[②]，彭怀仁的《中医方剂大辞典》[③] 等，举例如图6-3所示。图6-3中展示了《中国医学大辞典》对方剂名词"升阳泄阴丸"的描述，可以看出该词条包括方剂的功用、药品、制法、用法。

升阳泄阴丸 《证治准绳》方。〔功用〕治目外障，及视正反斜。〔药品〕羌活、独活、甘草根（一作梢）、当归身、白芍药、熟地黄各一两，人参、生地黄（酒洗，炒）、楮实（酒炒，一作酒蒸焙）、黄芪、白术（制）各五钱（一作各一两五钱），泽泻、陈皮、白茯苓、防风各三钱，知母三钱（酒炒），大暑时用四钱，柴胡一钱五分（去苗，一作一两），肉桂五分（去皮，一作一两）（一方无泽泻）。〔制法〕研为细末，另合一料，炼蜜和丸，如梧桐子大。〔用法〕每服五十丸，食远时茶清送下，另用前药·料，咬咀，每服五钱，清水煎，每日各一服，如天气热甚，并加五味子三钱（或五钱至一两），天门冬（去心）五钱，楮实五钱。

图6-3 《中国医学大辞典》升阳泄阴丸词条

该词条属于方剂这一知识体系或是称为专题分类。对词典中该类别词条进行总结，可以得到方剂分类下的专题细分类，包括功用、药品、制法和用

---

① 谢观. 中国医学大辞典. 天津：天津科学技术出版社，1998.
② 王雨婷. 中医疾病证候辞典. 北京：人民军医出版社，1988.
③ 彭怀仁. 中医方剂大辞典. 北京：人民卫生出版社，1993.

法等。也就是说，只要涉及方剂这一知识体系，都可能包括以上几种细分类。对词典中更多的专题分类下的词条进行总结，可以得出所有专题分类下的专题细分类，部分专题分类举例如表 6 - 2 所示。

表 6 - 2　先验知识中的专题分类与细分类

专题分类	专题细分类						
疾病	别称	病因病机	病位	症状	治疗方法	首选方剂	病势
方剂	别称	功用	药物	制法	用法	主治	加减
药品	别称	性质	功用	形态	制法		
脏腑骨肉	别称	构造	功用	防卫之法			
经络	别称	组成	作用	标本	根结		
穴位	别称	作用	特点	定位			
人物	别称/字号	朝代	籍贯	著作	流派		

6.3　泛专题综合生成方法与流程

根据泛专题综合生成思想与基本方法，本节将对泛专题生成流程与涉及的关键技术进行总结与说明。总体而言，泛专题生成首先需要对单本中医古籍进行纵向深度挖掘，根据不同的知识体系，分别将专题细分类标引出来，形成带分类结构的专题文本内容。其次，针对同一专题生成主题，建立多本中医古籍之间的联系，对标引内容进行汇总并分类展示给用户。

6.3.1　单本中医古籍泛专题生成

每一本中医古籍都可以作为一个专题，书籍本身的目录可以作为专题目录或专题的知识组织结构。所以，在对单本中医古籍进行挖掘时，需保留书籍目录作为专题目录。在进行带分类结构的专题内容挖掘时，需要依据每个知识体系的先验知识，对书中可能构成的概念关系进行计算，分别得出每个知识体系下的专题细分类，及其对应正文中的句子，作为专题分类和专题内容。

（1）网络表示学习算法

本书利用 TriParty 网络表示学习算法对先验知识网络进行表示。在网络结构层次上，TriParty 模型能够更大限度地发掘随机游走中给定节点周围的节点。在节点内容层面，Tri-Party 能以词共现的方式获取网络节点间的相似性。

同时，Tri-Party 模型还能够保留概念的标签信息，建立标签与节点概念之间的对应，可将文中的实体识别标签充分利用。

在构建先验知识网络时，参照《中国医学大辞典》《中国方剂大辞典》《中医疾病证候辞典》中的词条和属性，构建以疾病、方剂、本草等为核心的知识网络，尽可能确保先验知识的覆盖率，如疾病先验知识网络，大致有如表 6-3 的概念关系。

表 6-3　先验知识中疾病知识网络概念关系

知识网络	细分类	概念关系
疾病（Disease）	别称	{Disease，别称，Disease}
	病因病机	{Disease，病因病机，pathogeny}
	病位	{Disease，病位，Organ}
	症状	{Disease，症状，Symptom}
	治疗方法	{Disease，治疗方法，Therapeutic_method}
	首选方剂	{Disease，首选方剂，Prescription}
	药物	{Disease，药物，Drug}
	病势	{Disease，病势，Condition}

然后，利用网络表示学习中的 TriDNR 算法将节点进行向量化表示，分别输入拓扑结构特征、概念类别特征和概念。网络表示学习通常采用无监督的方法，注重考虑节点的拓扑结构。本书以疾病知识网络为例，使用包含 1546 个概念的疾病知识网络进行计算，设置节点向量维度为 100，训练集比例为 80%，网络表示学习训练参数和参数说明如表 6-4 所示。

表 6-4　网络表示学习训练参数

参数	值	说明
Embedding	100	节点向量维度
Window_size	3	窗口大小
Train_size Percentage	80%	训练集比例
P	1.5	深度优先搜索参数
q	1	广度优先搜索参数

通过 Tri-DNR 网络表示学习算法迭代 50 次训练，可以生成每个概念对应

的 100 维向量表示，如图 6－4 所示。图中所示的向量表包含知识网络中的每个节点，且向量融入了节点的拓扑结构、概念类别、概念信息。将先验知识表示为知识网络并向量化后，可以对中医古籍原文中的概念关系进行判定。

```
耳聋 -0.0063797664 0.0008306559 -0.0011355091 0.0035500024 -0.0049221665 -0.0015797995 0.008025013 -0.003051867 0.007548532 -0.00040040712 -0.009516227 -0
少阳厥阴热 0.75293577 -0.16032736 -0.3892411 -0.10789816 0.30243737 0.3020977 0.21264184 -0.2659228 0.29163748 0.69212365 -0.60117644 0.005280225 -1.339057
热 0.6494373 0.28650087 0.28336686 -0.49678794 0.44599813 -0.21954937 -0.035549227 -0.16520771 -0.19957447 0.6601988 0.06957884 -0.029208614 -1.1720389 0.
耳鸣 0.55534196 -0.36348587 0.33899298 -0.26294845 -0.17781416 0.23362425 -0.0407989 0.10042065 -0.9064918 -0.1460742 -0.10399014 0.21108165 0.3173608 -0.
气闭 0.17516531 0.6949386 -0.7201955 -0.11201458 0.5052663 0.15168132 -0.5974215 -0.6596587 -0.9539129 0.44706312 -0.28700873 -0.12601055 -0.18710805 -0.0
蓖麻子 0.93579566 0.26196486 -0.13649358 -0.6887246 0.22850198 -0.14691243 -0.87652695 -0.22076394 -0.76826686 0.08334357 -0.3992197 0.11858591 -0.5592997
枣肉 0.8033197 0.23710601 0.26247182 0.16088131 -0.027279167 0.92483777 -0.21575008 -0.11371412 -0.10164466 -0.4488811 0.15203544 0.17994761 0.37471855 -0
捣成膏子 0.47608018 0.41996798 -0.4053604 -0.6861602 -0.1132351 -0.044191733 0.42300683 0.45709288 -0.40404952 -0.016516438 -0.0069447644 0.60271615 -0.59
人乳 0.4430503 -0.06902578 -0.52678406 0.19843729 0.60041535 -0.3307615 -0.079322375 0.7312114 -0.09485757 0.36310554 -0.26998636 -0.41155577 -0.29604554
晒干 0.36369896 -0.52858204 0.14419785 0.045550935 0.15591654 0.17489146 0.2805961 -0.0531479 -0.38764918 0.7253624 -0.57477534 0.5026896 -0.18462291 -0.2
便丸如桐子大 0.85100484 -0.08797149 -0.7020117 -0.455713 -0.08719563 0.39723986 -0.0010832618 -0.10369151 -0.77542007 0.20893507 -0.21842843 -0.02088794 -0
鼠胆 1.227354 0.48670334 -0.26303217 0.32115987 0.24923429 -0.036220305 0.08898693 -0.331211 -0.7947679 0.5275834 -0.24682562 -0.5121134 -0.608046 0.01440
四物汤 1.0813503 0.15223742 -0.78368145 -0.13187602 0.10717712 0.22542748 -0.6378748 0.6800877 -0.35734266 -0.06378297 -0.014545355 0.6537629 -0.14500153
阴虚火动耳聋 -0.13822375 -0.14280483 0.7228027 -0.1363232 0.15343761 0.38932252 0.20472221 -0.3979701 -0.44775945 0.9312512 0.0040313117 0.23542258 0.13718
眩晕 0.0057593333 0.0028615305 -0.00013503511 -0.004265014 -0.00032740016 0.005927955 -0.0037957337 -0.005269481 -0.008952422 -0.0026527029 -0.008098528 0
二陈汤 0.85862285 -0.38376296 -0.1491089 0.23678309 -0.46705845 -0.09964416 0.17305264 -0.04978667 -0.51414126 0.45748815 -1.034728 0.15955353 -0.5954401
黄芩 0.93761057 -0.7662563 0.27358192 -0.19717014 -0.0893541 0.26934883 -0.093090646 0.13858293 -0.3661075 0.031169593 0.10559295 0.6155296 -0.42750096 0.
苍术 0.41976884 0.4148948 -0.3822753 0.045789868 -0.78687346 -0.17022786 0.18065797 -0.72780055 -0.30689067 0.02492201 0.17800465 0.17779213 0.2386095 0.6
羌活 0.11052608 0.3838532 -0.59722304 -0.32506275 -0.62666434 -0.050678305 -0.37348688 -0.07717955 -0.11990211 0.31586772 -0.00039050687 -0.43170372 -0.25
```

图 6－4　网络表示学习向量

（2）基于多样化排序算法的专题细分类

在泛专题生成过程中，利用不同的先验知识网络可以标引出不同的知识体系，如利用疾病先验知识网络可以标引中医古籍中的疾病知识体系，利用方剂先验知识网络可以标引出方剂知识体系。一本中医古籍由于侧重点不同，可能包含不同的知识体系。在判定给定中医古籍的概念关系之前，需要知道该中医古籍包含了多少先验知识网络，并在此范围中进行计算。若对整本书进行分析，或是利用所有知识体系构成的概念网络进行遍历，会产生较大工作量，最理想的状态是在给定语料尽可能少的情况下，总结出正文中包含的先验知识体系和对应的专题细分类。

若将中医古籍的每一章节都作为一个文档，可对一本书中的所有文档进行排序，排序算法需尽可能将最丰富的专题主题呈现给用户。面对一个主题检索任务，文本之间传统的排序方式包括按照相关性、出版时间、被引量、下载次数等进行排序。但这些排序往往较为片面，不能有效地覆盖相关主题内容，更不能覆盖较多的子主题。本书选用 SVM-Map 算法建立多样化排序学习模型，基于 LDA 主题模型获取多样性特征，Doc2Vec 特征模型获取主题与中医药文本的相关性特征，将覆盖子主题多的章节尽可能排在前面。

1）基于 LDA 主题模型的主题特征获取

2003 年，Blei[37] 等提出 Latent Dirichlet Allocation（以下简称 LDA）模型。LDA 是一个具有文档层、隐藏主题层以及特征词层的三层贝叶斯模型。本书利用 LDA 获取古籍语料中隐含主题的分布概率，流程如下：

输入：K（要生成的主题个数）、D（中医古籍语料数据集）

输出：中医古籍语料中隐藏的主题信息

步骤 1：对 D 去停用词；提取文本中的概念；

步骤 2：利用 Gibbs 采样发现主题。首先对主题集合的每个元素 z_i 进行初始化，初始化值为 1 到 K 之间的任意数字，获得马尔科夫链的初始状态；

步骤 3：循环主题集合 z，对主题单词进行分配，获得马尔科夫链的下一个状态；

步骤 4：不断重复第 3 步，直至马尔科夫链接近目标分布，保存 z_i 的值；利用单词的后验概率，间接地推算出 ø 以及 β；

步骤 5：得到中医古籍语料的隐藏主题信息。

提取 LDA 主题特征时，需要对 LDA 的主题数量进行确定。本书在实验中设定主题数分别为 6、8、10、12、14。迭代次数相同、主题数量不同，主题间的平均相似度情况，如图 6-5 所示。

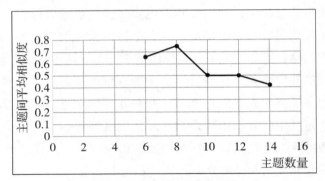

图 6-5 平均子主题相似度情况

可以看出，主题数为 8 的时候平均子主题相似度最高。表 6-5 展示了 LDA 模型的输出结果，即前 8 个高概率子主题分布。

表 6-5 专题子主题分布

主题	前 8 个高概率子主题				
Topic 1	大黄	为末	苦参	生用	炒	赤小豆
Topic 2	青黛	人参	郁金	生姜	发热	阴虚
Topic 3	炒	食积	死血	为末	山栀	茱萸
Topic 4	白术	黄柏	黄芩	苍术	甘草	滑石
Topic 5	血虚	气虚	姜汁	四物汤	竹沥	有热
Topic 6	川芎	苍术	南星	香附	红花	二陈汤
Topic 7	半夏	涂抹	木通	吐	黄连	烧灰
Topic 8	四物汤	青黛	升麻	黄连	凉药	干姜

当子主题数为 8 的时候，同时可以得出子主题分布 $\theta_{i,j}$，作为多样化排序模型的一个特征输入，如图 6－6 所示。

```
0.0012886597542092204   0.011597937904298306    0.0167525764554739 0.0012886597542092204    0.8981958627700806 0.0064432988
0.5104166865348816  0.010416666977107525    0.15625 0.0520833320915699  0.1145833358168602  0.0520833320915699  0.0104166669
7.610350148752332E-4    0.006849315017461777    0.0022831049282103777    7.610350148752332E-4    0.0022831049282103777   7.61
0.21691791713237762 0.009212730452418327    0.024288106709718704    0.03098827414214611 0.37269681692123413 0.02428810670971
0.07500000298023224 0.02500000037252903 0.125   0.02500000037252903 0.574999988079071   0.02500000037252903 0.02500000037252
5.005004932172596E-4    0.0025025024078786373   0.007507507689297199    5.005004932172596E-4    0.04254254326224327 0.002502
0.01206896547228098 0.0017241379246115685   0.0017241379246115685   0.0017241379246115685   0.005172413773834705    0.005172
0.024752475321292877    0.12376237660646439 0.07425742596387863 0.024752475321292877    0.004950494971126318    0.0049504949
0.011450381949543953    0.021628499031066895    0.003816793905571103    0.0012722646351903677   0.00890585221350193 0.003816
0.07000000029802322 0.009999999776482582    0.05000000074505806 0.009999999776482582    0.009999999776482582    0.0099999997
0.02777777798473835 0.5425925850868225  0.0018518518190830946   0.06111111119389534 0.0018518518190830946   0.00185185181908
0.0036764706019312143   0.018382353708148003    0.011029412038624287    0.0036764706019312143   0.011029412038624287    0.00
0.04787234216928482 0.0797872319817543  0.13297872245311737 0.01595744676887989 0.01595744676887989 0.06914893537759781 0.34
0.03378378227353096 0.03378378227353096 0.10135135054588318 0.006756756920367479    0.3445945978164673  0.006756756920367479
0.010672703385353088    0.020375162363052368    0.009379042312502861    0.006791720632463694    3.2341526821255684E-4   9.70
8.398656500503421E-4    0.011478163301944733    0.005319148767739534    0.003639417700469494    2.7995521668344736E-4   0.00
0.023076923564076424    0.0025641026441007853   0.0025641026441007853   0.0025641026441007853   0.0025641026441007853   0.00
0.0595238097012043  0.011904762126505375    0.2023809552192688  0.011904762126505375    0.011904762126505375    0.0119047621
0.0060240961611270905   0.10240963846445084 0.5481927990913391  0.0301204826682806  0.01807228848338127 0.04216867312788963
```

图 6－6　主题分布 $\theta_{i,j}$

2）Doc2Vec 特征

Doc2vec[38]是 2014 年 Mikolov 在 Word2vec 基础上提出的一种用来计算长文本的工具。Doc2vec 是一种无监督算法，通过一个密集的向量来表示每个文档，不需要特定任务的单词权重函数调整，也不需要依赖分析树，这个向量被训练来预测文档中的词[39]。在提取 Doc2vec 特征时（图 6－7），训练语料库的 Doc2vec 模型，在训练过程中参数设置大致如下，vector-size 即特征向量的维度为 100，min_ count 参与训练的词语的最小词频为 1，windows 表示训练窗口大小为 9，DM 训练算法设置为 1，iter 迭代次数为 10。

将文本向量化表示，即将一个词语表示成一个向量。计算两个向量的余弦值，余弦值的范围为［－1，1］，值趋近 1 代表两个向量的方向比较接近；值趋近－1 代表两个向量的方向相反；值接近于 0 代表两个向量近乎正交。

```
[1.0, 0.8590024, 0.9637804, 0.77249753, 0.85071874, 0.90206623, 0.94592035, 0.9161247, 0.876954, 0.9379085,
0.76302177, 0.97890836, 0.9749072, 0.843912, 0.8557288, 0.93675065, 0.8325902, 0.9119749, 0.8860675,
0.93041915, 0.966034, 0.9076183, 0.8153068, 0.90093297, 0.96715176, 0.93913305, 0.9184073, 0.97078955,
0.9494693, 0.83153206, 0.924953, 0.8814187, 0.75268865, 0.9494387, 0.643637, 0.77502114, 0.91176087,
0.84064394, 0.8159259, 0.92191166, 0.90255237, 0.9453338, 0.95738286, 0.9272142, 0.9708798, 0.9438403,
0.9174904, 0.92011786, 0.96117383, 0.87567365, 0.92156017, 0.85109574, 0.90360934, 0.926184, 0.9679787,
0.9498493, 0.7493789, 0.8368807, 0.8856126, 0.87200046, 0.9016836, 0.83104396, 0.9393667, 0.9186125,
0.87044287, 0.9650952, 0.94313264, 0.9680961, 0.88082737, 0.9286428, 0.9403948, 0.89650077, 0.9628738,
0.99032784, 0.96729064, 0.8136597, 0.9740449, 0.84095263, 0.8932925, 0.9048977, 0.72642535, 0.8740942,
0.9367901, 0.81569284, 0.8804028, 0.9449526, 0.92418474]
[0.8590024, 1.0, 0.9514087, 0.8819184, 0.98434067, 0.9878839, 0.97607887, 0.9790708, 0.9812939, 0.96501803,
0.97632754, 0.92810076, 0.94344044, 0.9849116, 0.98722136, 0.9728715, 0.9791598, 0.9787939, 0.98568547,
0.9767366, 0.9510608, 0.76402605, 0.9848341, 0.99270123, 0.9552743, 0.9735916, 0.9829179, 0.821885,
0.97136766, 0.90423274, 0.8556521, 0.8973417, 0.69802105, 0.96680295, 0.91169345, 0.97488374, 0.98680687,
0.9891921, 0.82178444, 0.9745975, 0.9682033, 0.96654886, 0.92126554, 0.92140114, 0.94934607, 0.9490231,
0.98424155, 0.80192363, 0.91863096, 0.80847967, 0.96367455, 0.96852446, 0.9796919, 0.9769673, 0.93447876,
0.9736749, 0.9402916, 0.9836647, 0.97173953, 0.96424794, 0.9727305, 0.9581022, 0.94400185, 0.95441586,
0.94569594, 0.9328166, 0.93182063, 0.87756854, 0.97201455, 0.91249925, 0.96225107, 0.90086716, 0.9437306,
0.90125996, 0.9475831, 0.947386, 0.92863345, 0.9594664, 0.9905668, 0.95877063, 0.95300394, 0.8188246,
0.93421113, 0.9531131, 0.84446096, 0.8804289, 0.970536]
```

图 6－7　Doc2Vec 特征

3）多样化文档排序

将上述特征输入多样化排序模型中进行训练，将训练特征值按以下格式

输入:

[label] qid: [qid] [feature_id] : [feature_value] [feature_id] : [feature_value] …
其中［label］为训练过程中需要标注的标签,数字越大表示相关度越高。
［feature_id］代表特征的 id 编号,需要对所有特征进行编号。训练集如图 6 - 8
所示。

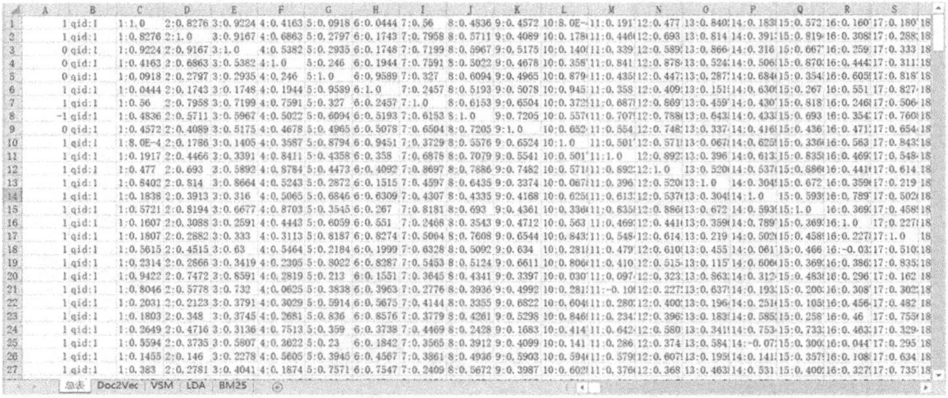

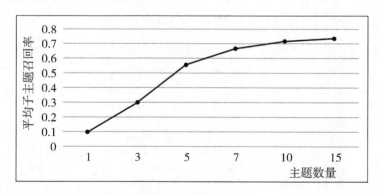

图 6 - 8 多样化排序训练语料

在得出文档排序后,需要进一步验证子主题召回率,确定选取多少篇文
档来最终确定包含的专题分类和专题细分类。本书以《金匮钩玄》作为实验
语料,共提取 75 节,处理为 75 个文档。利用 SVM-Map 进行训练,算法的平
均子主题召回率如图 6 - 9 所示。

图 6 - 9 平均子主题召回率

根据平均子主题召回率的计算,可以确定取排序前 15 的文档基本可以归
纳《金匮钩玄》的专题分类和专题细分类,获得较好的覆盖率。根据计算结
果,将《金匮钩玄》包含的专题分类和专题细分类归纳如表 6 - 6 所示。根据

表6-6可以看出，《金匮钩玄》大致包括了疾病、方剂、药品、经络这四个知识体系，其中疾病知识体系的专题细分类涉及得最多，为该书籍的主述内容。经络这个知识体系的知识点相对涉及较少。

表6-6　《金匮钩玄》前15篇的专题分类与细分类

专题分类	专题细分类							
疾病	别称	病因病机	症状	治疗方法	首选方剂	药品	病位	病势
方剂	功用	药品	制法	用法				
药品	别称	性质	功用	制法				
经络	别称							

（3）概念关系判定模型

在确定单本中医古籍涉及的专题分类和专题细分类后，需要分别利用不同知识体系的先验知识网络对中医古籍中的概念关系进行判定，并对最终结果进行标引。《金匮钩玄》一书大致包括疾病、方剂、药品和经络这四类知识体系，所以分别利用这四类知识体系的先验知识网络进行计算。

根据先验知识，可以将疾病、方剂、药品和经络这四类知识体系的概念关系总结为如表6-7所示，表示为｛实体，关系，实体｝这一形式，便于根据概念类别对正文中概念关系进行计算与判定。其中，概念关系中的英文是实体识别中利用的概念类别。

表6-7　四类知识体系的概念关系

专题分类	专题细分类	概念关系
疾病（Disease）	别称	｛Disease，别称，Disease｝
	病因病机	｛Disease，病因病机，pathogeny｝
	病位	｛Disease，病位，Organ｝
	症状	｛Disease，症状，Symptom｝
	治疗方法	｛Disease，治疗方法，Therapeutic_ method｝
	首选方剂	｛Disease，首选方剂，Prescription｝
	药物	｛Disease，药物，Drug｝
	病势	｛Disease，病势，Condition｝

续表

专题分类	专题细分类	概念关系
方剂 （Prescription）	功用	{Prescription，功用，Function}
	药物	{Prescription，药物，Drug}
	制法	{Prescription，制法，Processing_ method}
	用法	{Prescription，用法，Usage}
药物（Drug）	别称	{Drug，别称，Drug}
	性质	{Drug，性质，Property}
	功用	{Drug，功用，Function}
	制法	{Drug，制法，Processing_ method}
经络（Meridian）	别称	{Meridian，别称，Meridian}

研究以中医古籍《金匮钩玄》中的"暑"一节为例，对单本中医古籍小节中的专题挖掘进行具体说明。首先，对《金匮钩玄》中的"暑"一节进行分句，共得到句子 14 个。利用概念识别技术中训练的实体识别模型分别从 14 个句子中抽取实体，其中 T 为实体标记，Disease、Symptom 等为对应的实体类别，将文中识别出的所有实体记为 $\{T_1，T_2，T_3，T_n\}$，如图 6-10 所示。

```
1   暑
2   T1  Disease 0 1 暑
3   戴云:暑乃夏月炎暑也，盛热之气者人也。
4   有冒、有伤、有中、三者有轻重之分，虚实之辩。
5   或腹痛水泻者，胃与大肠受之；恶心者，胃口有痰饮也；此二者，冒暑也。
6   T2  Symptom 49 53   腹痛水泻
7   T3  Organ 55 56 胃
8   T4  Organ 57 59 大肠
9   T5  Symptom 62 64   恶心
10  T6  Disease 77 79   冒暑
11  T7  Prescription 85 90   黄连香薷饮
12  可用黄连香薷饮。
13  盖黄连退暑热，香薷消蓄水。
14  T8  Drug 94 96   黄连
15  T9  Function 96 99   退暑热
16  T10 Drug 100 102   香薷
17  或身热头疼躁乱不宁者，或身如针刺者，此为热伤在分肉也。
18  T11 Function 102 105   消蓄水
19  T12 Symptom 109 117   身热头疼躁乱不宁
20  T13 Symptom 120 124   身如针刺
21  当以解毒白虎汤加柴胡。
22  T14 Prescription 139 144   解毒白虎汤
23  T15 Drug 145 147   柴胡
24  气如虚者，加人参。
25  T16 Symptom 150 153   气如虚
```

图 6-10   "暑"小节识别实体

其中"T1 暑"为章节标题中的概念，T2 开始的概念出现在"暑"一节的正文中。由于中医古籍文言文式的写作方式，许多句子缺乏主语。如 5.12 第 12 行，"可用黄连香薷饮"，是对章节标题"暑"可用方剂的描写。那么

"暑"能够和正文中部分实体 T_n 构成关系，即 ｛心痛，暑，T_n｝，可以通过疾病先验知识网络进行匹配，筛选出能够和"暑"构成关系的 T_n。

除了标题中的概念，正文中的概念与概念间也可构成关系，如"盖黄连退暑热，香薷消蓄水"，提及了黄连、香薷两味药品的功效分别是"退暑热"和"消蓄水"。根据药品知识体系能够判断。

在识别出正文中的实体或概念后，本书以二分类的方法判断两个概念之间是否存在关系。首先，按照表 6 – 7 中罗列的概念关系，将中医古籍《金匮钩玄》中符合表中类别搭配条件的概念两两组合，保留两者之间的关系类别，作为初步筛选。不符合先验知识网络的概念关系不符合专题生成需要。为了提高概念关系预测的准确性，接着以 80% 的先验知识网络作为训练语料，20% 的文本作为验证语料，训练二分类器。利用训练后的分类器对组合概念对进行过滤，删除不符合条件的概念关系，最终输出结果。

在构造分类器时，本书以符合关系的（T_{n1}，T_{n2}）标注集合作为正例，将构造出的没有关系的实体对组合（T_{m1}，T_{m2}）作为负例。分别读取两个概念在网络表示学习向量表中的向量表示，将两个向量相加得到该例的向量，作为分类器的输入。

在分类器的选择上，分别使用了 K 近邻（K Neighbors Classifier，KNN）、支持向量机（Support Vector Machine，SVM）、高斯贝叶斯分类器（Gaussian NB）算法和多层感知机（Multi-Layer Perceptron，MLP）。其中，K 近邻算法采用测量不同特征值之间距离的方法进行分类；SVM 是一种经典的分类方法，其主要思想是建立一个最优决策超平面，使得该平面两侧距离该平面最近的两类样本之间的距离最大化，从而对分类问题提供良好的泛化能力。高斯贝叶斯分类器（GaussianNB）算法是贝叶斯分类算法的一种，其假设特征的条件概率分布满足高斯分布。MLP 由感知机推广而来，最主要的特点是有多个神经元层，也叫人工神经网络（Artificial Neural Network，ANN），除了输入输出层，中间可以有多个隐层，在分类、逻辑回归等任务中均能取得较好的效果。本书根据十折交叉验证，选取分类准确率最高的算法作为概念关系判定时的分类算法，分类准确率如图 6 – 11 所示，可以看出，在十折交叉验证后，MLP 算法的分类准确率最高，可以达到 0.7314，SVM 分类效果次之。

采用 MLP 进行概念关系判定，研究以"暑"小节为例进行专题挖掘，"暑"一节只涉及疾病、方剂、药品三个知识体系，经过滤后的专题挖掘结果如图 6 – 12 所示。

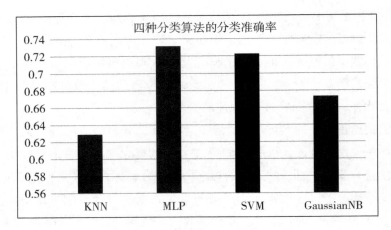

图 6-11   四种分类算法的分类准确率

1	【暑，症状，乘虚】黄连香薷饮，挟痰加半夏，乘虚加人参、黄芪，或清暑益气汤加减用之。
2	【暑，药品，香薷】盖黄连退暑热，香薷消蓄水。
3	【暑，药品，黄连】盖黄连退暑热，香薷消蓄水。
4	【暑，药品，人参】黄连香薷饮，挟痰加半夏，乘虚加人参、黄芪，或清暑益气汤加减用之。
5	【暑，药品，柴胡】当以解毒白虎汤加柴胡。
6	【暑，病位，胃】或腹痛水泻者，胃与大肠受之；恶心者，胃口有痰饮也；此二者，冒暑也。
7	【暑，首选方剂，解毒白虎汤】当以解毒白虎汤加柴胡。
8	【暑，症状，恶心】或腹痛水泻者，胃与大肠受之；恶心者，胃口有痰饮也；此二者，冒暑也。
9	【暑，症状，盗汗出不止】或咳嗽发寒热、盗汗出不止、脉数者，热在肺经，用清肺汤、柴胡天水散之类。
10	【暑，药品，黄芪】黄连香薷饮，挟痰加半夏，乘虚加人参、黄芪，或清暑益气汤加减用之。
11	【黄连香薷饮，药品，半夏】黄连香薷饮，挟痰加半夏，乘虚加人参、黄芪，或清暑益气汤加减用之。
12	【黄连香薷饮，药品，香薷】盖黄连退暑热，香薷消蓄水。
13	【黄连香薷饮，药品，黄连】盖黄连退暑热，香薷消蓄水。
14	【解毒白虎汤，药品，柴胡】当以解毒白虎汤加柴胡。
15	【黄连，别称，香薷】盖黄连退暑热，香薷消蓄水。
16	【黄连，功用，退暑热】盖黄连退暑热，香薷消蓄水。
17	【香薷，别称，黄连】盖黄连退暑热，香薷消蓄水。
18	【香薷，功用，退暑热】盖黄连退暑热，香薷消蓄水。

图 6-12   "暑"小节专题挖掘结果

其中【暑，症状，恶心】中，"暑"和"恶心"为概念类别，"症状"为概念关系，即"暑"的症状为"恶心"，对应句子为"或腹痛水泻者，胃与大肠受之；恶心者，胃口有痰饮也。此二者，冒暑也"，在专题生成时检索"暑"，即可将在书籍中挖掘出的关系和对应句子展示出来，其中概念关系可以作为分类专题的分类依据。

6.3.2   多本中医古籍泛专题生成

泛专题生成一般是面向某个检索主题的。当用户输入检索词时，只需要将符合条件的语义结构检索出来，输出对应的句子即可。6.3.1 节已对《金匮钩玄》中的"暑"章节进行挖掘。泛专题生成需要将多本中医古籍中符合条件的语义结构与句子全部检索出来，并分类展示。

如需要生成"暑"专题，只需在多本中医古籍中检索"暑"及其对应的语义结构，最终按照属性名称归类，并注明来源书籍，如 ｛暑，首选方剂，方剂 A｝、｛暑，首选方剂，方剂 B｝… ｛暑，治法，治疗方法 N｝；｛暑，治法，治疗方法 A｝、｛暑，治法，治疗方法 B｝… ｛暑，治法，治疗方法 N｝。表6－8展示了标题中包含"暑"的中医书籍。

表6－8　标题中包含"暑"的书籍

书名	标题名
《医述》	暑
《本草求真》	暑
《临证指南医案》	暑
《丹溪治法心要》	暑（第五）
《洄溪医案》	暑
《张氏医通》	暑（参绪论暑证）
……	……

可以看出，不同类别的中医古籍都存在以疾病作为目录分类的情况。此时，假设已将所有标题包含"暑"的章节按照6.3.1中方法处理为专题的形式。将多本古籍中"暑"的语义结构组合成专题，如图6－13所示。

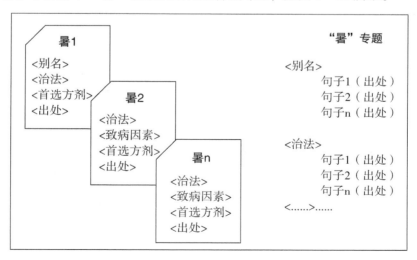

图6－13　多本中医古籍专题组织方法

在多本中医古籍中生成“暑”专题，只需将标引后的关系检索出来，附加概念所在句子及出处书籍，按照专题细分类进行组织。图 6 – 14 展示了在《金匮钩玄》《丹溪治法心要》《医述》《温病条辨》中生成的“暑”专题的部分结果。

“暑”专题
一、症状
【暑，症状，乘虚】黄连香薷饮，挟痰加半夏，乘虚加人参、黄芪，或清暑益气汤加减用之。（《金匮钩玄》）
【暑，症状，乘虚】挟痰加半夏；乘气虚加参。（《丹溪治法心要》）
【暑，症状，恶心】或腹痛水泻者，胃与大肠受之；恶心者，胃口有痰饮也；此二者，冒暑也。（《金匮钩玄》）
【暑，症状，发渴】发渴者，生地黄、麦门冬、川牛膝、炒黄柏、知母、干葛、生甘草。（《丹溪治法心要》）
【暑，症状，身热头疼】或身热头疼，躁乱不宁者，或身如针刺者，此为热伤在肉分也。（《丹溪治法心要》）
【暑，症状，发热恶寒】太阳中，发热恶寒，身重疼痛，其脉弦细芤迟，小便已洒洒然毛耸，手足逆冷，小有劳身即热，口开，前板齿燥。（《医述》）
【暑，症状，头痛】形似伤寒者，谓头痛、身痛、发热恶寒也。（《温病条辨》）
【暑，症状，吐血】暑温寒热，舌白不渴、吐血者，名曰暑瘵，为难治，清络饮加杏仁、薏仁、滑石汤主之。（《温病条辨》）
【暑，症状，身热】小儿暑温，身热，卒然痉厥，名曰暑痫，清营汤主之，亦可少与紫雪丹。（《温病条辨》）

二、首选方剂
【暑，首选方剂，解毒白虎汤】当以解毒白虎汤加柴胡。（《金匮钩玄》）
【暑，首选方剂，玉龙丸】治一切暑，玉龙丸：赤亭、倭硫黄、硝石、滑石、明矾一两，好面六两，末之，无根水丸。（《丹溪治法心要》）
【暑，首选方剂，竹叶石膏汤】暑气烦渴脉虚者，竹叶石膏汤；暑病日夜烦躁，饮水无度，至天明便止，浑身作肿，胞囊水滴下，不渴，入夜要扇，冷香饮子治之。（《丹溪治法心要》）
【暑，首选方剂，白虎加人参汤】汗出恶寒，身热而渴，白虎加人参汤主之。（《医述》）
【暑，首选方剂，白虎汤】白虎汤、白虎加人参汤方。（《温病条辨》）

三、病位
【暑，病位，胃】或腹痛水泻者，胃与大肠受之；恶心者，胃口有痰饮也；此二者，冒暑也。（《金匮钩玄》）

图 6 – 14　多本中医古籍生成“暑”专题

6.4　实验与评价

本书以《金匮钩玄》《丹溪治法心要》为例，对泛专题综合生成实验进行评价。两本书均以疾病名称作为小节标题，研究共选取 80 小节作为实验对象。

“基于中医古籍理解的泛专题库自动生成关键技术”由山东中医药大学“中医药古籍保护与利用能力建设项目”提供支持，帮助有关科研人员进行专题查找与理论研究。因此，本书将从两个角度对泛专题综合生成实验进行评价。一是将人工构建的专题与自动生成的专题进行比较，分别计算专题分类下各个专题细分类的准确率和召回率和 *F*1 值；二是将自动生成的专题与现代中医百科进行比较，对专题分类情况进行评价。

首先，将人工挑选的专题内容与生成的专题进行比较，分别计算各个专题分类下，专题细分类的精确率、召回率和 *F*1 值。本书采用了抽检的方式，选取 20% 的专题生成结果进行评价，计算结果如表 6 – 9 所示。

表 6-9　泛专题生成的准确率、召回率与 *F*1 值

专题分类	专题细分类	准确率（*P*）	召回率（*R*）	*F*1
疾病	病因病机	66.38%	57.35%	61.53%
	病位	52.17%	48.45%	50.24%
	症状	67.24%	65.27%	66.24%
	治疗方法	64.97%	56.38%	60.38%
	首选方剂	73.14%	70.32%	71.71%
	药品	56.14%	58.31%	57.21%
方剂	功用	63.04%	53.70%	58.00%
	药品	53.40%	67.51%	59.63%
	制法	39.08%	31.19%	34.69%
	用法	61.82%	57.63%	59.65%
药品	性质	42.85%	60.00%	49.99%
	功用	57.63%	66.67%	61.82%
	制法	45.91%	43.50%	44.68%

接着，研究调研了包含中医疾病类目的网络开放百科，选取了综合性百科"百度百科"① 和中医药专业领域网络百科"医学百科"② 对疾病词条的呈现形式进行比较。

在百度百科中，中医疾病"痢疾"的部分内容如图 6-15 所示，主要包括的百科条目有中文名、发病部位、主要病因、症状等，均是泛专题生成中覆盖到的专题细分类。部分词条，如与西医病名的关系、相关检查、治疗原则等均经过了编辑的撰写。百度百科对部分词条细分类进行了按点总结，但并未与文字出处建立关联，只有极少部分建立了引用关系，无法与中医古籍原文建立关联，不利于专业领域研究的开展。

"医学百科"中"痢疾"的部分词条内容如图 6-16 所示，同样包括了病因病机、症状、治疗等基本知识点。

---

① 百度百科：https://baike.baidu.com/
② 医学百科：https://www.wiki8.com/

痢疾，中医病证名。是以痢下赤白脓血，腹痛，里急后重为临床特征。主要病因是外感时邪疫毒，内伤饮食不洁。病位在肠，与脾胃有密切关系。病机为湿热、疫毒、寒湿结于肠腑，气血壅滞，脂膜血络受损，化为脓血，大肠传导失司，发为痢疾。暴痢多实证，久痢多虚证。痢疾的治疗，以初痢宜通，久痢宜涩，热痢宜清，寒痢宜温，寒热虚实夹杂者宜通涩兼施、温清并用。对具传染性的细菌性痢疾和阿米巴痢疾，应重在预防，控制传染。

中医学名	痢疾		别　名	肠澼、赤沃
相关西医病	细菌性痢疾、阿米巴痢疾		多发群体	所有
常见病因	外感时邪疫毒、饮食不洁		疾病分类	内科—脾胃系疾病
			传染性	无

病因

　1、外感时邪

　本病多由感受时令之邪而发病，感邪的性质有三：一为疫毒之邪，内侵肠胃，发病骤急，形成疫毒痢；二为湿热之邪。湿郁热蒸，胃肠气机阻滞，发为湿热痢；三为夏暑感寒伤湿，寒湿伤中，胃肠不和，气血壅滞，发为寒湿痢。

　2、饮食不洁(节)

　平素嗜食肥甘厚味，或误食馊腐不洁之物，酿生湿热，或夏月恣食生冷瓜果，损伤脾胃，中央受困，湿热或寒湿、食积之邪内蕴，肠中气机阻滞，气滞血瘀，与肠中腐浊相搏结，化为脓血，而致本病。

病机

　痢疾病位在大肠，与脾、胃相关，可涉及肾。病理因素以湿热疫毒为主，病理性质分寒热虚实。基本病机为邪蕴肠腑，气血壅滞，传导失司，脂络受伤而成痢。病理性质：初期多为实证，因湿热或寒湿所致。下痢日久，可由实转虚或虚实夹杂。病理演变：湿热疫毒内侵，毒盛于里，熏灼肠道，耗伤气血，为疫毒痢。如痢疾失治，迁延日久，或收涩太早，关门留寇，正虚邪恋，可发展为下痢时发时止，日久难愈的休息痢。

图 6－15　百度百科中的"痢疾"词条

6　痢疾的病因病机

痢疾常因外受六淫及疫毒之气，内伤七情劳役，或饮食不慎，积滞肠中，传导失常所致。

《医碥》卷三："痢由湿热所致，或饮食湿热之物，或感受湿热之气，积于肠胃，则正为邪阻，脾胃之运行失常，于是饮食日益停滞，化为败浊，胶粘肠胃之中，运行之机，益以不利，气郁为火，与所受湿热之气混合为邪，攻刺作痛，……"有腹痛泻次频仍，下利赤白粘冻，里急后重等症。后世更明确指出痢疾多由饮食不洁，感受疫毒之气，使肠道产生积滞，传导失常所致，当辨其虚实分别论治。而痢疾所下之赤白粘冻，《医学原理·痢门》谓："其赤者血分受伤，属于小肠；白者气分受伤，属于大肠。"《明医指掌》："湿热之积，干于血分则赤，干于气分则白。"

痢疾多由外受湿热、疫毒之气，内伤饮食生冷，损伤脾胃与肠腑而形成，其发病多与季节有关。其病位在肠，初多累及胃肠，久病又多影响脾肾。《证治汇补·下窍门》指出："饮食不

图 6－16　医学百科中的"痢疾"词条

与百度百科相比，医学百科建立了大量概念之间的关联，更易在词条之间跳转查询，且引用部分更为严谨。医学百科设计了"古籍中的痢疾"这一条目，与中医古籍可以建立其关联，但仅采用了关键词匹配的方式进行了查询匹配，未经挖掘分类，如图 6 - 17 所示。

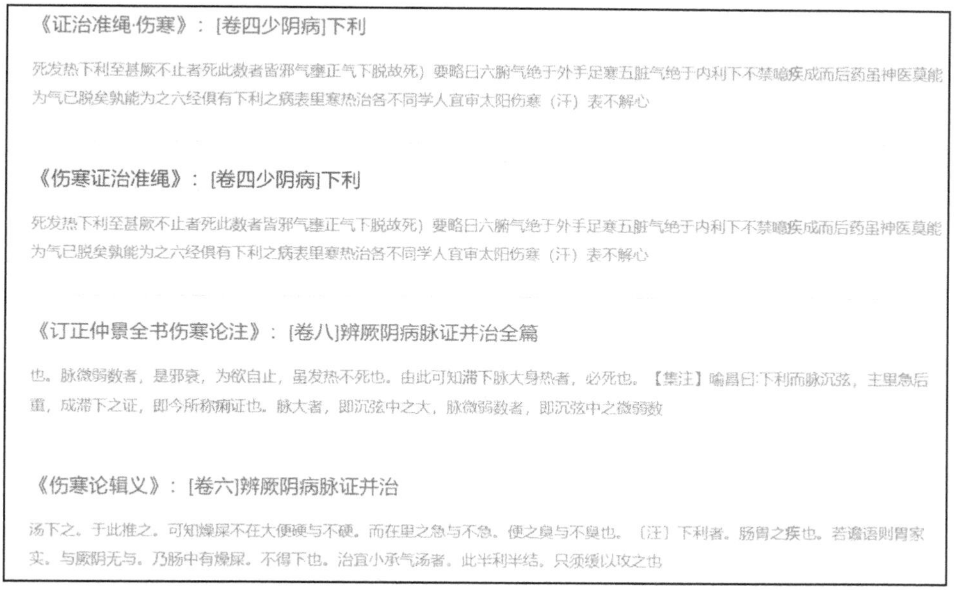

《证治准绳·伤寒》：[卷四少阴病]下利

死发热下利至甚厥不止者死此逆者皆邪气壅正气下脱故死）要略曰六腑气绝于外手足寒五脏气绝于内利下不禁噤疾成而后药虽神医莫能为气已脱矣孰能为之六经俱有下利之病表里寒热治各不同学人宜审太阳伤寒（汗）表不解心

《伤寒证治准绳》：[卷四少阴病]下利

死发热下利至甚厥不止者死此逆者皆邪气壅正气下脱故死）要略曰六腑气绝于外手足寒五脏气绝于内利下不禁噤疾成而后药虽神医莫能为气已脱矣孰能为之六经俱有下利之病表里寒热治各不同学人宜审太阳伤寒（汗）表不解心

《订正仲景全书伤寒论注》：[卷八]辨厥阴病脉证并治全篇

也。脉微弱数者，是邪衰，为欲自止，虽发热不死也。由此可知满下脉大身热者，必死也。【集注】喻昌曰:下利而脉沉弦，主里急后重，成滞下之证，即今所称痢证也。脉大者，即沉弦中之大，脉微弱数者，即沉弦中之微弱数

《伤寒论辑义》：[卷六]辨厥阴病脉证并治

汤下之。于此推之。可知燥屎不在大便硬与不硬。而在里之急与不急、便之臭与不臭也。〔汪〕下利者。肠胃之疾也。若谵语则胃家实。与厥阴无与。乃肠中有燥屎。不得下也。治宜小承气汤者。此半利半结。只须缓以攻之也

图 6 - 17　医学百科"古籍中的痢疾"

本书提出的泛专题库不仅包含了复杂专题，还包含了在中医古籍中挖掘得到的、以单个概念组织的泛专题，能够在单本、多本古籍中生成，既有专题分类，又有直接来源于中医古籍的专题内容，方便查询溯源。由此可见，基于中医古籍的泛专题库自动生成关键技术具有一定的创新性与应用意义，特别是为专业领域研究提供了技术、知识获取与寻源方面的便利。

6.5　本章小结

本章主要研究了利用先验知识与网络表示学习算法的泛专题综合生成模型。首先将中医古籍的行文结构和知识结构以概念与概念关系的形式构成网络，接着用先验知识对古籍构成的网络进行校验，最终得到符合条件的概念与其之间的关系。本章将机器构建的单个专题与人工构建的进行对比，并将泛专题与网络百科中的词条进行对比。

第7章 专题知识库自动生成平台

平台主要实现了资源加工、本体构建、本体发布校对和系统管理等功能。通过平台这些功能，有效地构建领域本体，对图书、论文等知识进行解析重构，构建专业领域知识体系。平台整体框架如图7-1所示。

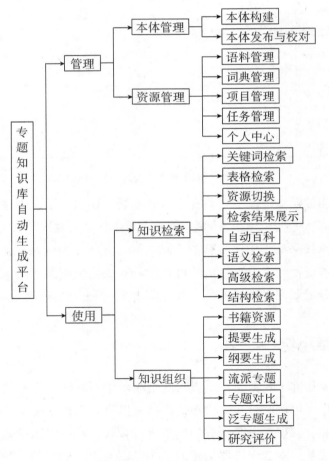

图7-1 平台框架

7.1　本体管理

7.1.1　本体构建

本体构建是指用户通过上传领域词表结构、设定概念属性及关系、构建领域本体基础结构，利用用户上传的语料及相关数据，一方面完成对数据的解析和标注；另一方面，利用标注的数据不断丰富和完善本体的结构和内容。本体构建页面如图 7 - 2 所示。

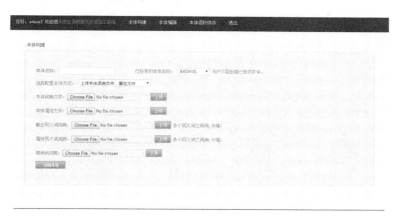

图 7 - 2　本体构建平台

（1）新建本体

用户在本体名称文本框输入新建本体的名称，如"CHEM001"，上传"概念同义词词典""属性同义词词典""停用词词典"，可以通过以下 2 种方式新建本体。

1）上传本体工程文件

支持将用户之前构建的本体（RDF 格式）导入系统（图 7 - 3）。从下拉框列表中选择"上传本体工程文件"，点击"浏览"定位并选择已有的本体文件，点击"上传"，点击"创建本体"完成新建本体的操作。

2）上传词表文件、属性文件

支持用户上传词表文件、属性文件构建本体（图 7 - 4）。从下拉框列表中选择"上传词表文件、属性文件"，点击"浏览"定位并选择已有的词表文件、属性文件，点击"上传"，再点击"创建本体"完成创建本体的操作。

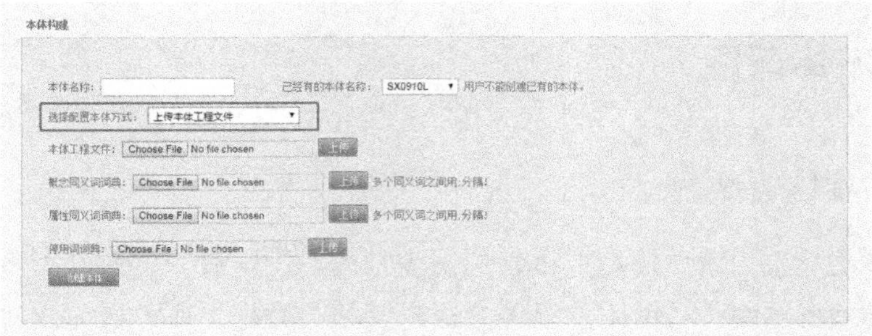

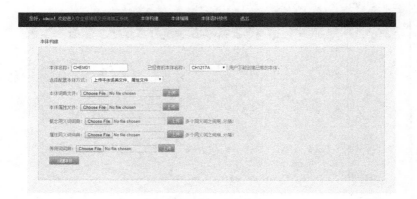

图7-3　上传本体工程文件

图7-4　上传本体词典文件、属性文件

（2）本体编辑

1）增删概念和属性

点击页面中的"本体编辑"链接，跳转至编辑本体页面（图7-5）。

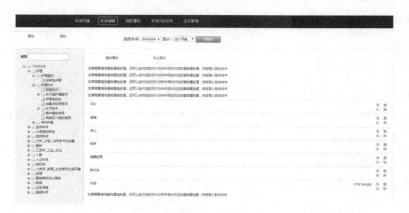

图7-5　本体编辑

2）本体学习与进化

用户完成"新建本体"操作后，点击"开始解析"，系统将自动执行本体学习与进化任务，可通过点击"任务管理"查看学习与进化任务的状态。

3）本体可视化

选中需要进行可视化展示的本体，如"SHX0327F"，点击可视化链接，跳转至可视化页面（图 7-6）。

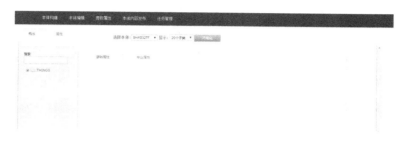

图 7-6　本体可视化

本体可视化展示效果如图 7-7 所示。

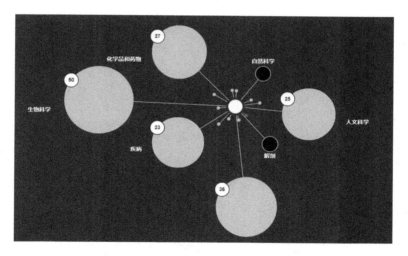

图 7-7　本体可视化展示效果

（3）属性提取

在领域文本中提取属性（图 7-8），主要是解决判断领域文本中出现的哪些词是概念的对应属性。点击"提取属性"，点击"浏览"定位并选择数据文件，点击"浏览"定位并选择模板文件，点击"提取"执行提取属性的操作。

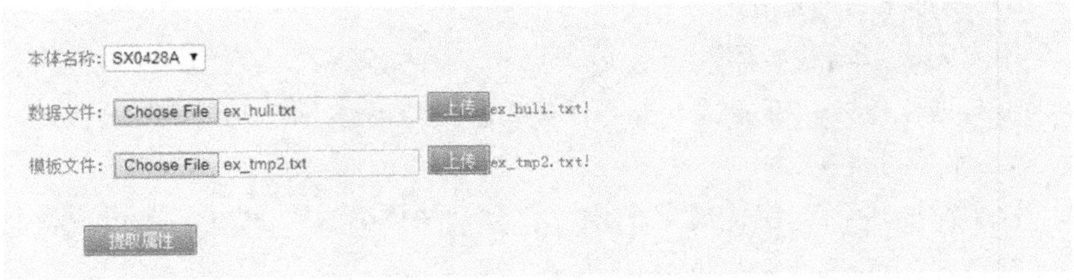

本体名称: SX0428A
数据文件: Choose File ex_huli.txt
上传 ex_huli.txt!
模板文件: Choose File ex_tmp2.txt
上传 ex_tmp2.txt!
提取属性

图 7-8　属性提取

（4）本体语料续传

单击“本体语料续传”，选择语料续传方式：指定路径或上传，如选择指定路径，则先使用 FTP 等第三方工具将资源上传至服务器，在指定路径输入框中输入资源存储路径；如选择语料上传，则选择本地语料上传至服务器中。点击“开始解析”，语料续传成功（图 7-9）。

本体构建
本体编辑
本体语料续传
退出
资源管理
上传
CHME001

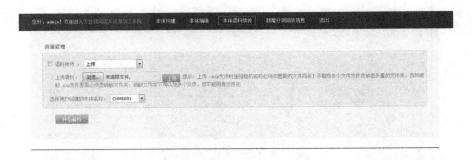

图 7-9　本体语料续传

（5）本体内容发布

单击“本体内容发布”，选择本体名称，点击“本体内容发布”（图 7-10）。

本体构建
本体编辑
提取属性
本体内容发布
任务管理
本体名称: xieruoyun01
本体内容发布

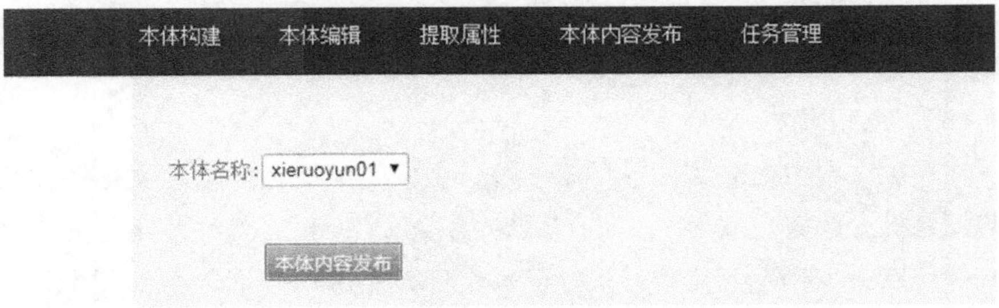

图 7-10　本体内容发布

（6）任务管理

任务管理展示了"本体任务信息"，包括任务号，本体名称，任务开始日期等（图 7 - 11）。点击"操作"下的"继续学习"可以继续进行本体学习任务，点击"停止任务"可以终止本体学习。

本体任务信息

任务号	本体名称	任务开始日期	任务开始时间	任务结束时间	周期（天）	创建者	创建日期	状态	操作
126	xieruoyun01	2018-09-17	14:41:27		30	Ruoyun	2018-09-17 14:21:27	任务停止	继续学习

图 7 - 11　本体任务信息

7.1.2　本体发布与校对

（1）检索（mysql）

用户检索（mysql）页面如图 7 - 12 所示。

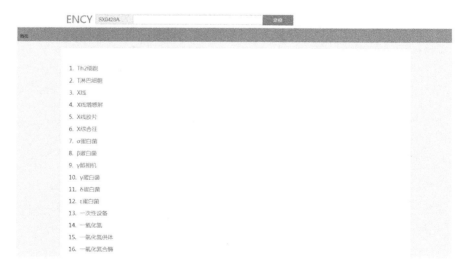

图 7 - 12　检索页面

1）选中要查询的本体。

2）点击检索。

结果界面如图 7 - 13 所示。

1. Th2细胞
2. T淋巴细胞
3. X线
4. X线增感屏
5. X线胶片
6. X综合征
7. α蛋白菌
8. β蛋白菌
9. γ照相机
10. γ蛋白菌
11. δ蛋白菌
12. ε蛋白菌
13. 一次性设备
14. 一氧化氮
15. 一氧化氮供体
16. 一氧化氮合酶

图 7 - 13　结果界面

（2）定位

定位界面如图 7 – 14 所示。

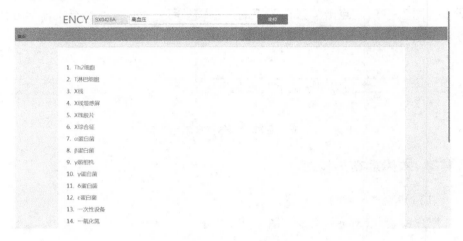

图 7 – 14　定位页面

（3）展示

概念页面，见图 7 – 15。

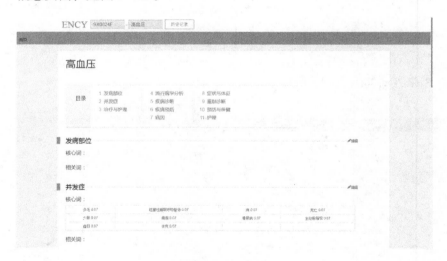

图 7 – 15　展示

（4）编辑

点击展示页的"编辑"，进入编辑页面，如图 7 – 16 所示。

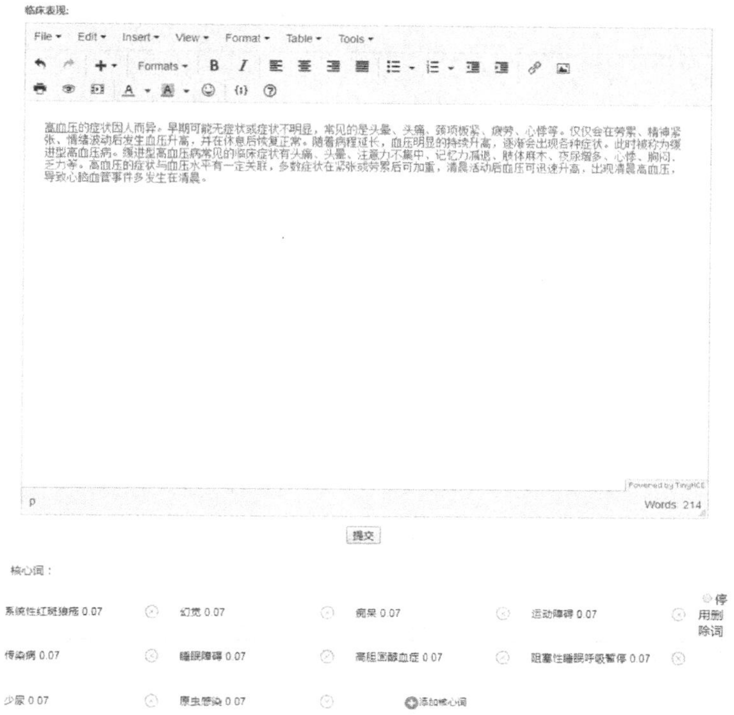

图 7－16　编辑

(5) 版本对照

版本对照页见图 7－17。

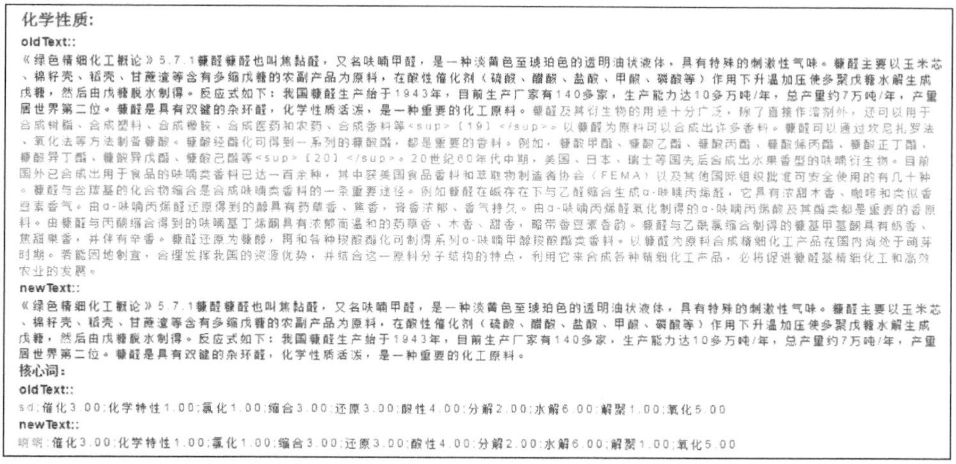

化学性质:

oldText::

《绿色精细化工概论》5.7.1糠醛糠醛也叫焦黏醛，又名呋喃甲醛，是一种淡黄色至琥珀色的透明油状液体，具有特殊的刺激性气味。糠醛主要以玉米芯、棉籽壳、稻壳、甘蔗渣等含有多缩戊糖的农副产品为原料，在酸性催化剂（硫酸、醋酸、盐酸、甲酸、磷酸等）作用下升温加压使多聚戊糖水解生成戊糖，然后由戊糖脱水制得。反应式如下：我国糠醛生产始于1943年，目前生产厂家有140多家，生产能力达10多万吨/年，总产量约7万吨/年，产量居世界第二位。糠醛是具有双键的杂环醛，化学性质活泼，是一种重要的化工原料。糠醛及其衍生物的用途十分广泛，除了直接作溶剂外，还可以用于合成树脂、合成塑料、合成橡胶、合成医药和农药、合成香料等^{［19］}。以糠醛为原料可以合成出许多香料。糠醛可以通过坎尼扎罗法、氧化法等方法制备糠酸。糠酸经酯化可得到一系列的糠酸酯，都是重要的香料。例如，糠酸甲酯、糠酸乙酯、糠酸丙酯、糠酸烯丙酯、糠酸正丁酯、糠酸异丁酯、糠酸异戊酯、糠酸己酯等^{［20］}。20世纪60年代中期，美国、日本、瑞士等国先后合成出水果香型的呋喃衍生物。目前国外已合成出用于食品的呋喃类香料已达一百余种，其中获美国食品香料和萃取物制造者协会（FEMA）以及其他国际组织批准可安全使用的有几十种。糠醛与含羰基的化合物缩合是合成呋喃类香料的一条重要途径。例如糠醛在碱存在下与乙醛缩合生成α-呋喃丙烯醛，它具有浓甜木香、咖啡和类似香豆素香气。由α-呋喃丙烯醛还原得到的醇具有药草香、焦香，膏香浓郁、香气持久。由α-呋喃丙烯醛氧化制得的α-呋喃丙烯酸及其酯类都是重要的香原料。由糠醛与丙酮缩合得到的呋喃基丁烯酮具有浓郁而温和的药草香、木香、甜香，略带香豆素香韵。糠醛与乙酰氯缩合制得的糠基甲基酮具有奶香、焦甜果香，并伴有辛香。糠醛还原为糠醇，再和各种羧酸酯化可制得系列α-呋喃甲醇羧酸酯类香料。以糠醛为原料合成精细化工产品在国内尚处于萌芽时期。若能因地制宜，合理发挥我国的资源优势，并结合这一原料分子结构的特点，利用它来合成各种精细化工产品，必将促进糠醛基精细化工和高效农业的发展。

newText::

《绿色精细化工概论》5.7.1糠醛糠醛也叫焦黏醛，又名呋喃甲醛，是一种淡黄色至琥珀色的透明油状液体，具有特殊的刺激性气味。糠醛主要以玉米芯、棉籽壳、稻壳、甘蔗渣等含有多缩戊糖的农副产品为原料，在酸性催化剂（硫酸、醋酸、盐酸、甲酸、磷酸等）作用下升温加压使多聚戊糖水解生成戊糖，然后由戊糖脱水制得。反应式如下：我国糠醛生产始于1943年，目前生产厂家有140多家，生产能力达10多万吨/年，总产量约7万吨/年，产量居世界第二位。糠醛是具有双键的杂环醛，化学性质活泼，是一种重要的化工原料。

核心词:

oldText::

sd;催化3.00;化学特性1.00;氯化1.00;缩合3.00;还原3.00;酸性4.00;分解2.00;水解6.00;解聚1.00;氧化5.00

newText::

啊啊;催化3.00;化学特性1.00;氯化1.00;缩合3.00;还原3.00;酸性4.00;分解2.00;水解6.00;解聚1.00;氧化5.00

图 7－17　版本对照页

（6）审批

审批检索结果页，见图7-18。

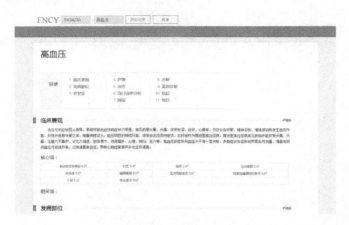

图7-18 待审批内容展示批准页

7.2 资源管理

7.2.1 语料管理

（1）语料导入

点击"语料导入"，选择语料类型，如"docbook1031. xsd"，上传文档，点击"上传"（图7-19）。

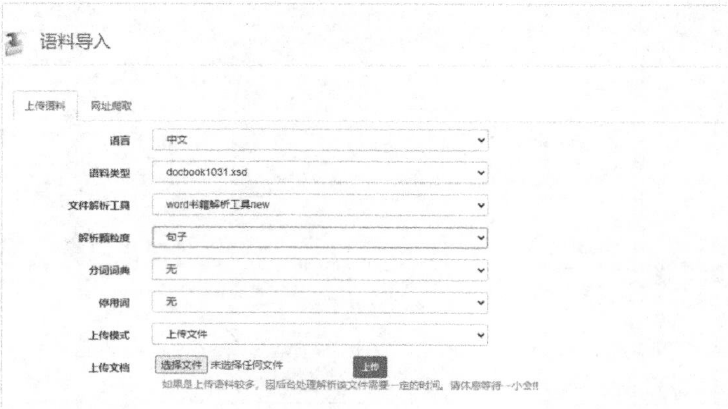

图7-19 语料导入

（2）分配语料

点击"分配语料任务"，选择语料类型，输入检索词，点击"查询"（图 7 - 20）。

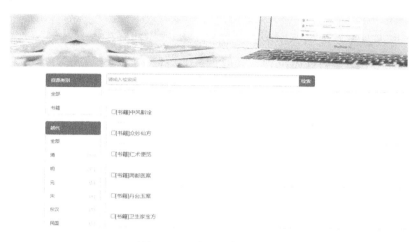

图 7 - 20　分配语料库任务

7.2.2　词典管理

（1）内容查看

进入"内容查看"，选择该项目中的词典名称，进入时系统默认选择第一个词典，系统分为三部分，词典树状结构、词条详情、爬取语料或上传语料的详细信息（图 7 - 21）。

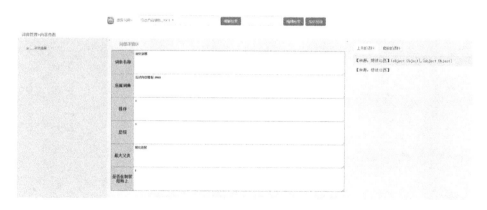

图 7 - 21　内容查看

（2）对比编辑

系统支持对 2 个词表进行对比编辑，页面由左右两部分组成：左边部分是原始结构词表（结构始终不变），右边部分是待编辑的词表。

1）拖拽操作

用户可选择左边部分中的概念结构，执行拖拽操作，将其放入右边待编辑区域词表结构中的合适位置，完成词表的对比编辑（图 7 – 22）。

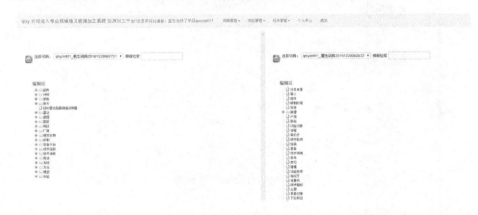

图 7 – 22　拖拽操作

2）检索操作

系统支持对树状结构中的概念进行检索。用户在搜索框中输入需要检索的词，如"机"，并将鼠标移开输入框，即可完成检索操作，系统将与检索词匹配的概念，进行标红加粗显示（图 7 – 23）。

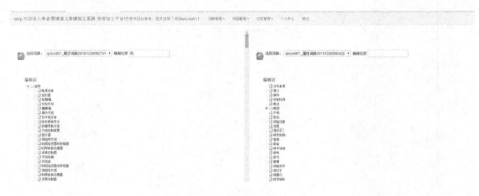

图 7 – 23　检索操作

（3）词典导入

输入词典名称，选择上传格式类型（单击相应的示例文件，可下载查看

文件格式)、编辑语言、是否共享、所属类别等信息，上传词典资源后点击
"上传"按钮进行上传（图 7 - 24）。

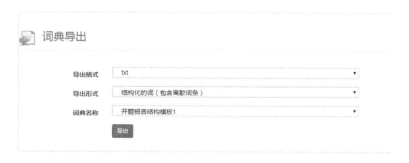

图 7 - 24 新建词典

（4）词典导出

点击"词典导出"，选择导出格式、导出形式和词典名称，点击"导出"
（图 7 - 25）。

图 7 - 25 词典导出

7.2.3 项目管理

（1）切换项目

系统列出当前登录用户所有的项目，用户选择一个项目，点击"提交"，
进入项目词典详情查看页面（图 7 - 26）。

（2）新建项目

用户输入项目名称、项目描述，点击"提交"，创建一个新项目，并跳转
至词典导入页面（图 7 - 27）。系统管理员没有创建项目的权限。

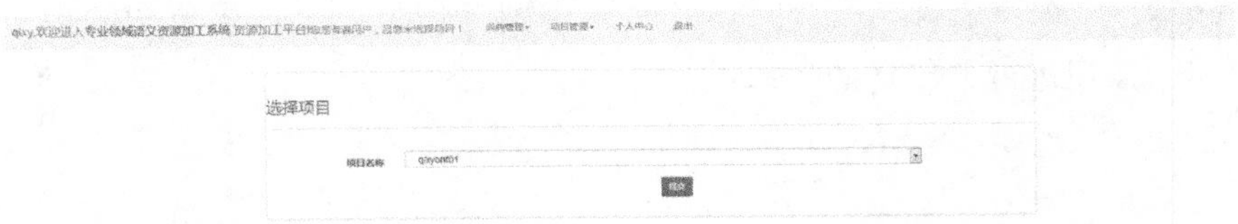

图 7 – 26　切换项目

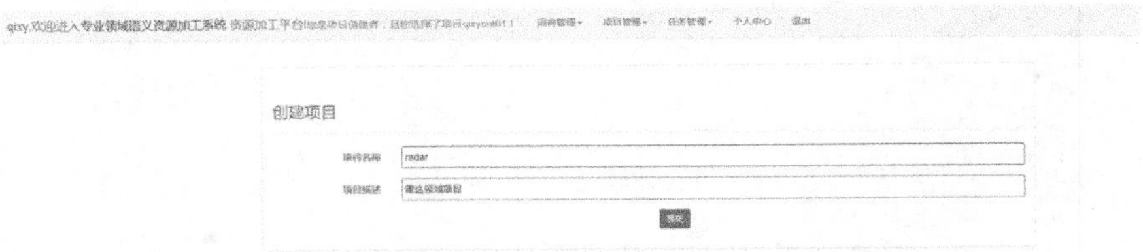

图 7 – 27　新建项目

7.2.4　任务管理

（1）分配内容任务

用户分配词典内容的编辑任务，选择分配方式和需要编辑的词典，选择编辑人员和审核人员（当没有在后台分配编辑人员和审核人员时，则弹出提示框提示没有编辑人员或审核人员，需要进入系统管理平台进行编辑人员和审核人员添加），点击"提交"按钮进行任务分配（图 7 – 28）。

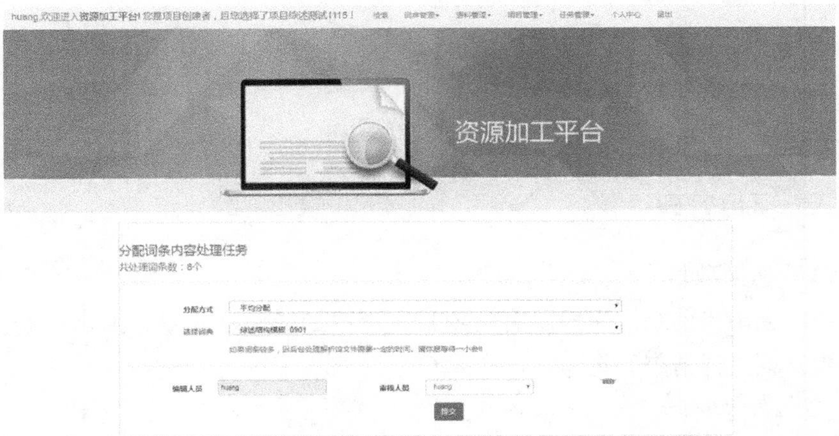

图 7 – 28　分配任务

（2）分配结构任务

分配词典的结构编辑任务，可编辑的词典必须带有结构，否则不能分配结构任务，按没有数据进行处理（当没有在后台分配编辑人员和审核人员时，则弹出提示框提示没有编辑人员或审核人员，进入后台进行编辑人员和审核人员添加），点击"提交"按钮进行任务分配（图 7 – 29）。

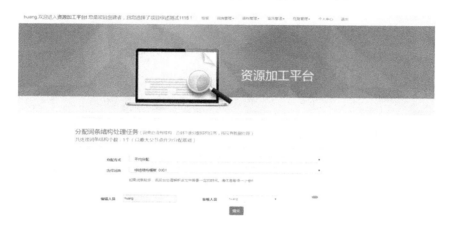

图 7 – 29　分配结构任务

7.2.5　个人中心

（1）我的语料

上传的语料：可对上传的语料进行检索，查看上传的语料（图 7 – 30）。

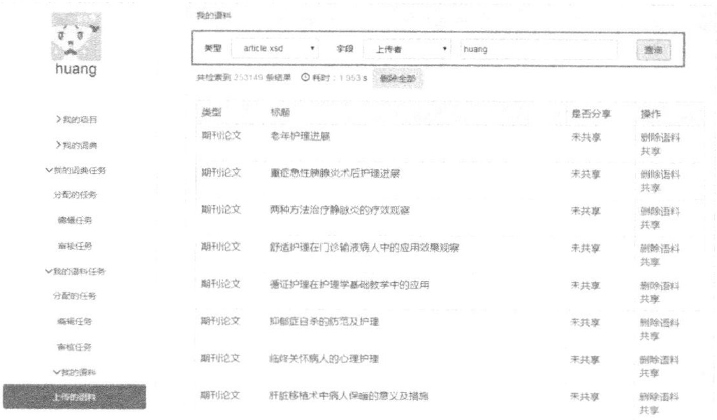

图 7 – 30　上传的语料

共享的语料：可查看用户共享的语料，点击"取消共享"来取消对期刊的共享（图 7-31）。

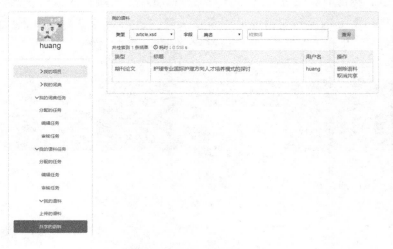

图 7-31　共享的语料

（2）被分享的词典

查看被分享的词典，包括词典名称，所述项目等。点击查看词条可对词条进行查看（图 7-32）。

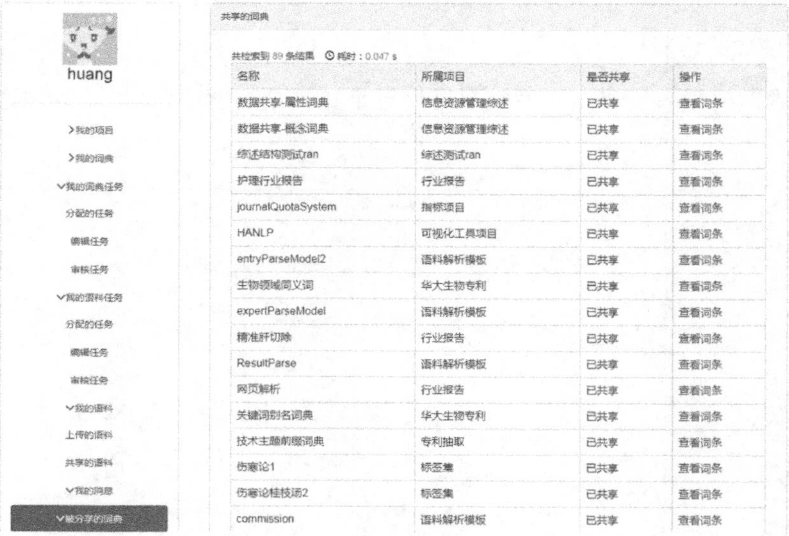

图 7-32　被分享的词典

（3）我的消息

发送消息：单击"写私信"，弹出消息页面，输入"收信人用户名""信息内容"，单击"发送"按钮，消息发送成功（图 7 - 33）。

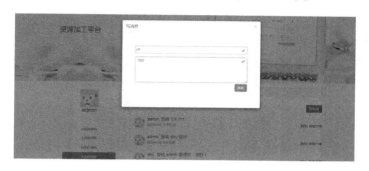

图 7 - 33　我的消息

查看消息详情：单击"查看详情"，显示消息详情（图 7 - 34）。

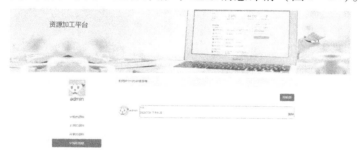

图 7 - 34　消息详情

删除消息：单击"删除"，删除当前消息（图 7 - 35）。

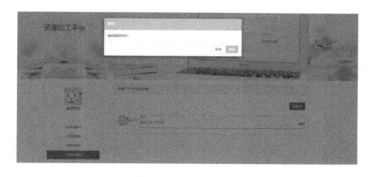

图 7 - 35　删除消息

中医书籍文本知识图谱构建与应用系统包括五个模块，古籍全览、知识检索、科研服务、行业动态和后台管理。

7.3 知识检索

提供对收录古籍、其他、期刊论文、专利、方剂、药材、人物、症状和朝代等资源类型的检索功能。当前页面提供了资源搜索框、表格检索、列表展示各类资源（可通过切换资源类型标签切换查看相应资源类型下的资源）。同时，可对关键词进行语义检索、高级检索和结构检索（图7-36）。

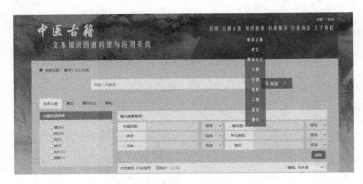

图 7-36 知识检索

7.3.1 关键词检索

在知识搜索框输入关键词"本草汇"，进入资源的全文检索结果页（图7-37）。左侧统计了与"本草汇"相关的所有资源的资源类型，包括收录古籍、其他、期刊论文、专利等资源，同时每种资源按照朝代进行分类，按相关度进行排序。

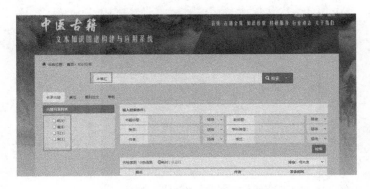

图 7-37 "本草汇"关键词搜索

单击具体一条资源可查看资源详细信息，比如查看一篇古籍"本草汇"。展示了该古籍的标题、朝代、年份、作者和内容等详情信息（图7-38）。

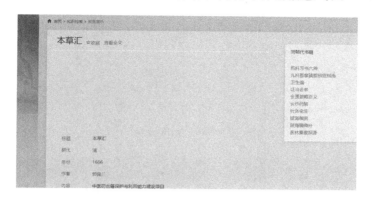

图7-38 古籍详情信息展示

对于有全文的资源，系统支持全文查看。点击"查看全文"，左侧为该资源目录结构，右侧为各目录下对应的资源内容。点击标题下的"收藏"或"查看全文"可以进行相应操作（图7-39）。

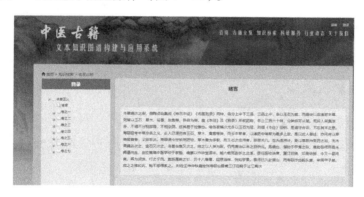

图7-39 资源详细信息查看

7.3.2 表格检索

表格检索可以针对资源进行精准检索或者模糊检索，按照资源实际的字段进行检索（图7-40）。

7.3.3 资源切换

对期收录古籍、其他、期刊论文、专利等资源类型可进行切换查看，按相关度进行排序（图7-41）。

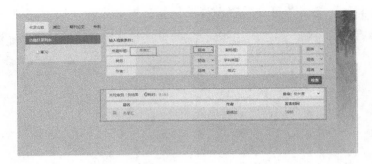

图 7-40　精准检索

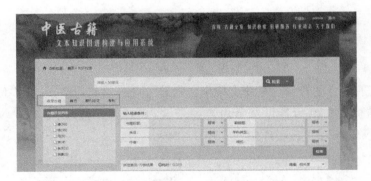

图 7-41　资源切换

7.3.4　检索结果展示

在关键词搜索框输入"本草汇",单击"搜索",可检索到本草汇相关期刊论文、书籍和专利信息,在左侧显示检索出的所有资源分类,右侧显示资源列表,单击"资源类别"可进行资源筛选(图 7-42)。

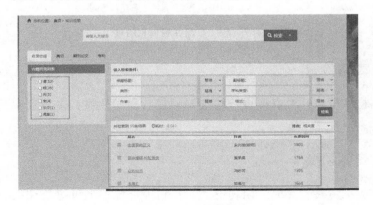

图 7-42　资源列表

单击标题可进入详情页（图 7 - 43 至图 7 - 45）。

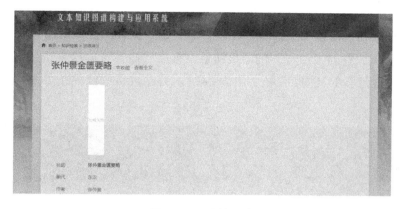

图 7 - 43　古籍详情

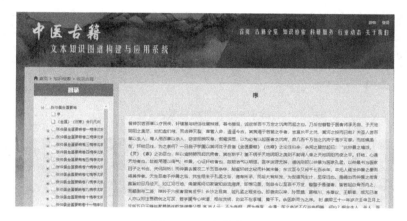

图 7 - 44　古籍全文

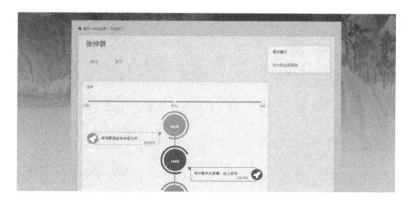

图 7 - 45　作者信息

7.3.5 自动百科

点击"知识检索",首先输入"益气"进行检索,在检索结果页面单击"自动百科",查询"益气"的语义结果。有关"益气"的检索结果将以如下百科形式进行展示(图7-46、图7-47)。自动百科的前提条件是本体学习有结果。

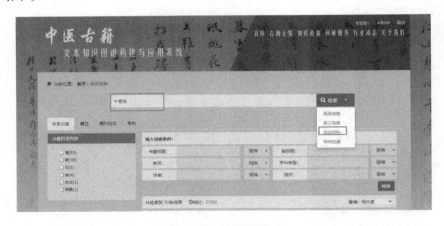

图7-46 自动百科入口

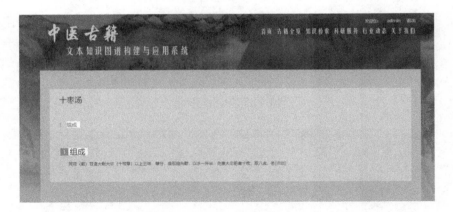

图7-47 自动百科结果

7.3.6 语义检索

输入"十枣汤",单击"语义检索",展示有关"十枣汤"的语义检索结果,左侧为资源类别、内容属性,右侧为语义检索结果列表,单击"资源类型"可进行筛选,单击"内容属性"会筛选出该属性相关的资源

（图7-48）。如需要切换属性，再次点击"语义检索"进行选择。语义检索的前提条件是本体学习有结果，否则进行高级检索。

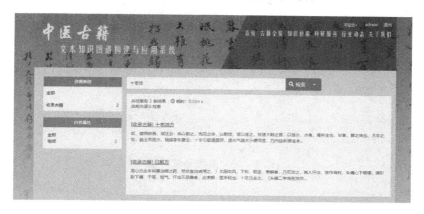

图7-48 语义检索结果

7.3.7 高级检索

点击"高级检索"，可在"资源类型"下拉框中选择资源类型，包括收录古籍、其他、期刊论文和专利，选择后下方左侧区域显示了该资源类型的所有字段名，用户可自由输入检索词，单击箭头添加至右侧检索式区域，检索式区域可对检索式进行编辑，单击"检索"进入检索结果页（图7-49、图7-50）。

如选择资源类型为"期刊论文"，在左侧输入作者名为"孙东"，中文刊物为"北方园艺"，点击箭头可自动生成右侧的检索式进行高级检索（图7-51）。

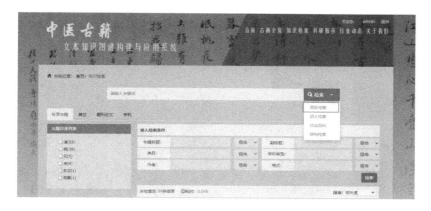

图7-49 高级检索界面入口

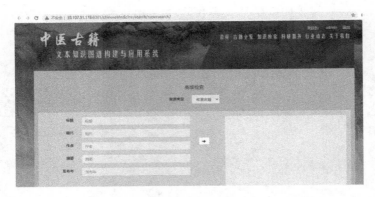

图7-50 高级检索界面

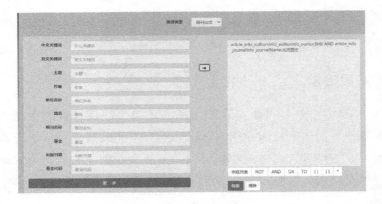

图7-51 高级检索检索式生成

点击"检索",系统显示了《北方园艺》中名为"孙东"的作者写作的论文(图7-52)。

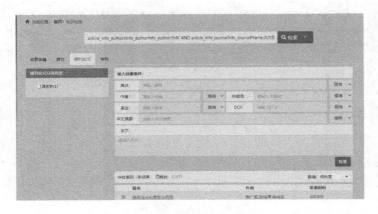

图7-52 高级检索结果

点击论文标题可查看论文详情（图 7 - 53）。

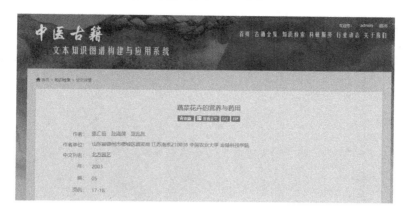

图 7 - 53　论文详情查看

7.3.8　结构检索

结构检索可根据论文的标题级别对关键词进行检索，结构检索的入口如图 7 - 54 所示。

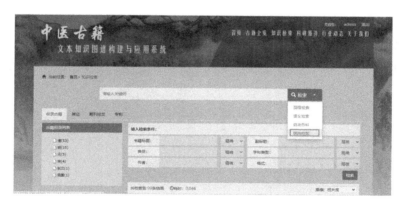

图 7 - 54　结构检索入口

如选择资源类型为"收录古籍"，左侧选择"更多"，输入一级标题包含"本草"，输入四级标题包含"崩中"，点击箭头自动生成右侧检索式，检索并查看生成结果（图 7 - 55）。

检索结果根据相关性进行排序，结果见图 7 - 56。

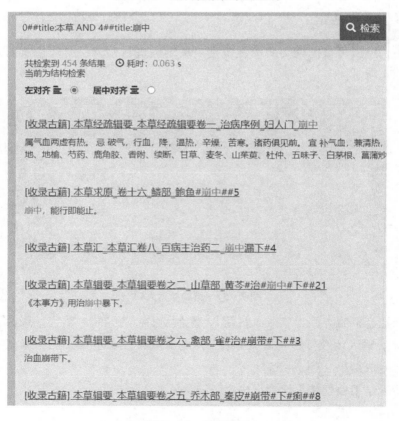

图 7-55 结构检索检索式生成

0##title:本草 AND 4##title:崩中   Q 检索

共检索到 454 条结果 ⏱ 耗时: 0.063 s
当前为结构检索

左对齐 ☰ ⦿   居中对齐 ☰ ○

[收录古籍] 本草经疏辑要_本草经疏辑要卷一_治病序例_妇人门_崩中

属气血两虚有热。忌 破气，行血，降，温热，辛燥，苦寒。诸药俱见前。宜 补气血，兼清热，
地、地榆、芍药、鹿角胶、香附、续断、甘草、麦冬、山茱萸、杜仲、五味子、白茅根、菖蒲炒

[收录古籍] 本草求原_卷十六_鳞部_鲍鱼#崩中##5
崩中，能行即能止。

[收录古籍] 本草汇_本草汇卷八_百病主治药二_崩中漏下#4

[收录古籍] 本草辑要_本草辑要卷之二_山草部_黄芩#治#崩中#下##21
《本事方》用治崩中暴下。

[收录古籍] 本草辑要_本草辑要卷之六_禽部_雀#治#崩带#下##3
治血崩带下。

[收录古籍] 本草辑要_本草辑要卷之五_乔木部_秦皮#崩带#下#痢##8

图 7-56 检索结果

点击标题可查看有关古籍的全部内容。

7.4　知识组织

知识组织提供对期刊论文、书籍、专利、视频、成果、会议六种资源类型的检索。当前页面提供了知识搜索框、我的检索足迹（我曾经搜索过的主题）、列表展示各类资源最新的十条（可通过切换资源类型标签切换查看相应资源类型下的资源）。同时，可对关键词进行语义检索、高级检索和结构检索（图 7 – 57）。

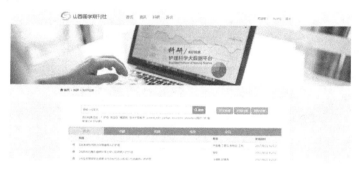

图 7 – 57　知识检索

7.4.1　书籍资源

（1）书籍全览

书籍全览包括收录古籍、其他古籍、古籍详情查看等功能。点击"全览"默认为收录古籍的封面列表页，主要收录了山东中医药大学收录的部分古籍（图 7 – 58）。

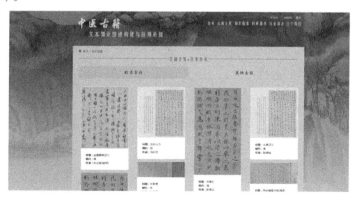

图 7 –58　收录古籍查看

切换到右侧的其他古籍，可以查看其他古籍的封面目录，如图 7 - 59 所示。

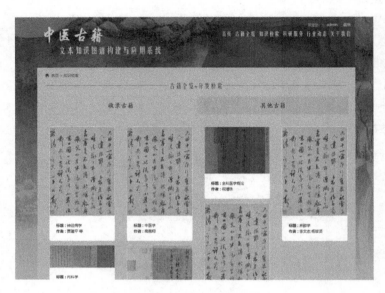

图 7 -59　收录古籍查看

（2）书籍分析

点击"分析"，能够查看古籍的朝代、人物、书籍等信息（图 7 -60）。

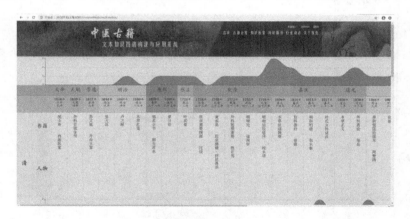

图 7 -60　古籍分析结果

7.4.2　提要生成

提要生成主要针对中医书籍中的提要信息进行生成，对中医书籍中的目的、对象、方法、结果、结论进行了提取，并将有关综述以列表形式展示

（图7-61）。

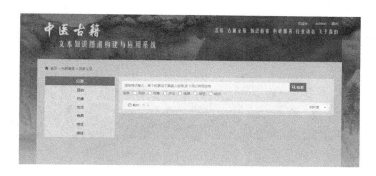

图7-61 提要生成界面

在期刊检索框中输入关键词进行检索，可勾选下面的六个选框，也可以点击"全选"按钮，系统将对勾选的类别进行展示，用户也可在左侧进行切换。如检索"花卉"，并勾选"目的""方法"，得到的内容如图7-62所示。

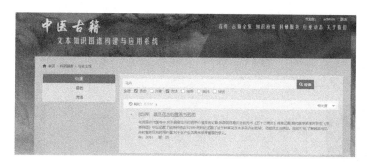

图7-62 提要检索

选择左侧标签可以在六个标签之间切换，单独展示一种提取结果，如选择"目的"，系统展示的检索结果全部为"目的"（图7-63）。

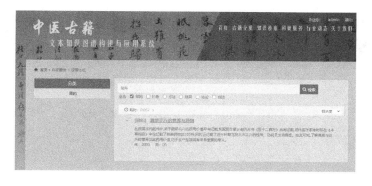

图7-63 标签切换

7.4.3 纲要生成

打开科研服务下的"纲要撰写"栏目，点击左侧的"纲要撰写"（图7-64）。

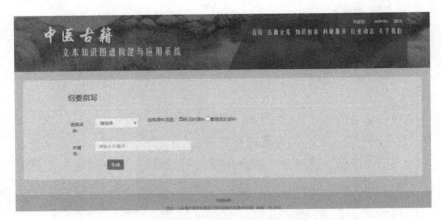

图7-64 "纲要撰写"页面

选择"纲要结构"模板，选择"管理员的语料"，关键词输入"十枣汤"，点击"生成"（图7-65）。

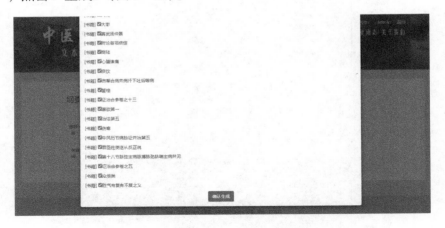

图7-65 纲要语料检索

点击"确认生成"，10分钟后再次点击"生成"按钮，可以查看生成的纲要（图7-66）。

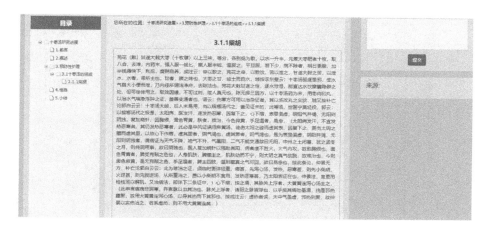

图 7 - 66　生成纲要

7.4.4　流派专题

单击"人物流派",进入查看人物流派的知识图谱,能够查看不同人物流派的代表人物,同时点击人物图标可以查看该人物对应的大事记(图 7 - 67)。

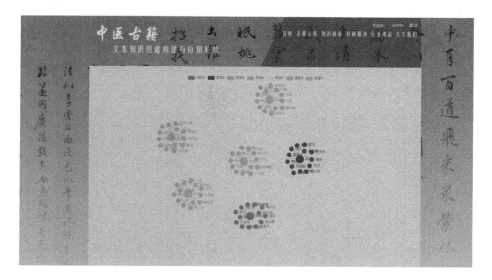

图 7 - 67　人物流派

点击上图中的人物,可以查看人物对应的大事记如图 7 - 68 所示。

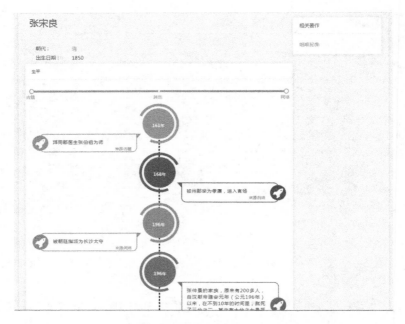

图 7 – 68　具体人物大事记

7.4.5　专题对比

　　话题对比，输入"甘草""大黄"，展示两个主题共同的子主题及各自子主题对应的信息。首次计算需要等待一定的时间，再次查询时若无需重新计算，可直接对首次的结果进行展示（图 7 – 69、图 7 – 70）。

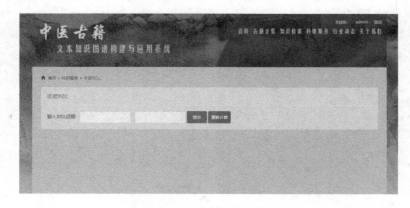

图 7 – 69　话题对比检索框

　　再下方显示了共同子主题相关论文分布统计、独立子主题相关论文分布统计；共同主题核心文献对、独立主题核心文献对。

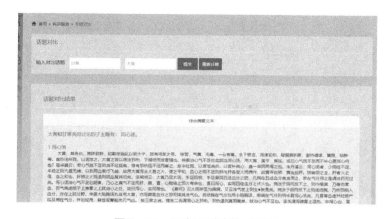

图 7 – 70　子主题对应的摘要句

共同子主题相关论文分布统计包括子主题占比、子主题分布、子主题属性，点击即可查看（图 7 – 71 至图 7 – 73）。

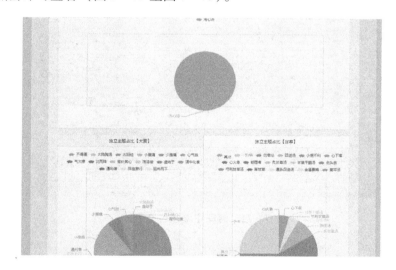

图 7 – 71　子主题占比

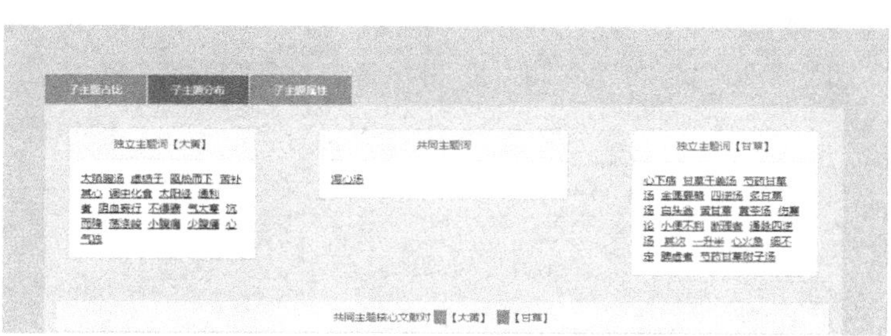

图 7 – 72　子主题分布

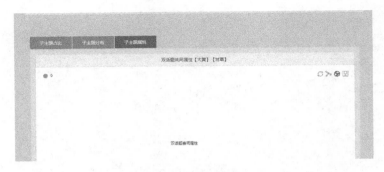

图 7-73 子主题属性

共同子主题相关论文分布主题下分别为共同主题核心文献对、独立主题核心文献对。点击文献标题可以查看相应内容（图 7-74、图 7-75）。

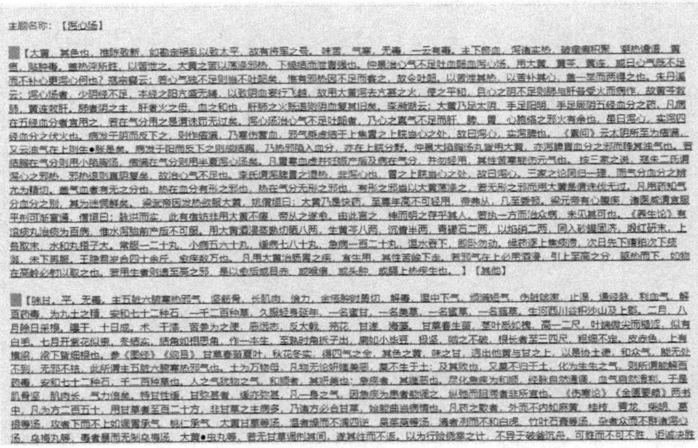

图 7-74 共同主题核心文献对

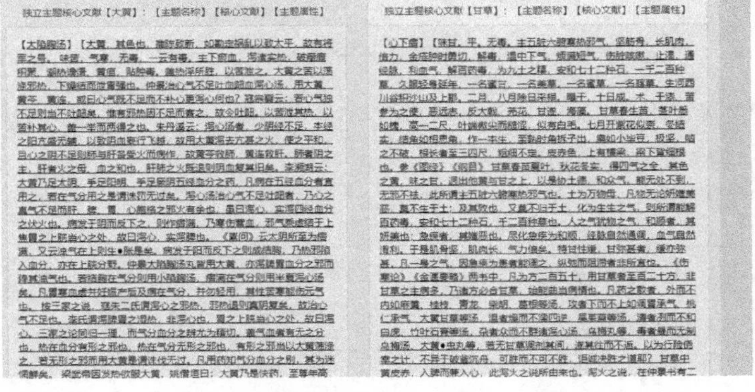

图 7-75 独立主题核心文献对

点击内容可定位到古籍详情（图 7 - 76）。

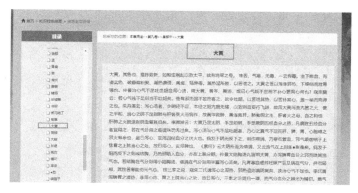

图 7 - 76　古籍详情查看

点击子主题分布，可查看独立主题和共同主题的话题概述（图 7 - 77）。

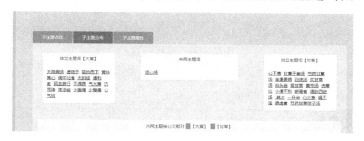

图 7 - 77　子主题分布

7.4.6　泛专题生成

泛专题主要是针对中医书籍数据，根据算法生成的一种有潜在关系的专题数据，属于研究性质的方向（图 7 - 78）。

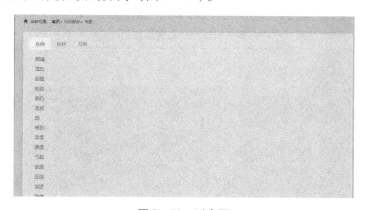

图 7 - 78　泛专题

（1）添加模板

在首页菜单栏中点击泛专题，然后选择添加（图7-79）。

图7-79　添加模板

设定name（名称）、introduction（简介），见图7-80。

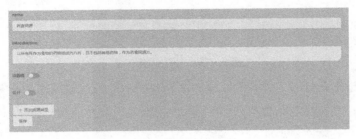

图7-80　模板设置

不勾选设置值即可添加资源类型为方剂、药材、症状（图7-81），勾选则只能添加方剂（图7-82）。

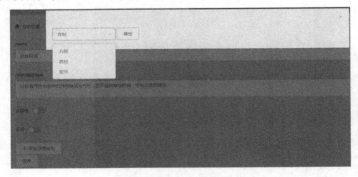

图7-81　未勾选设置值

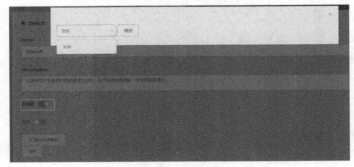

图7-82　勾选设置值

点击“确定”后点击添加字段（图 7－83）。

图 7－83　添加字段

选择字段，见图 7－84。

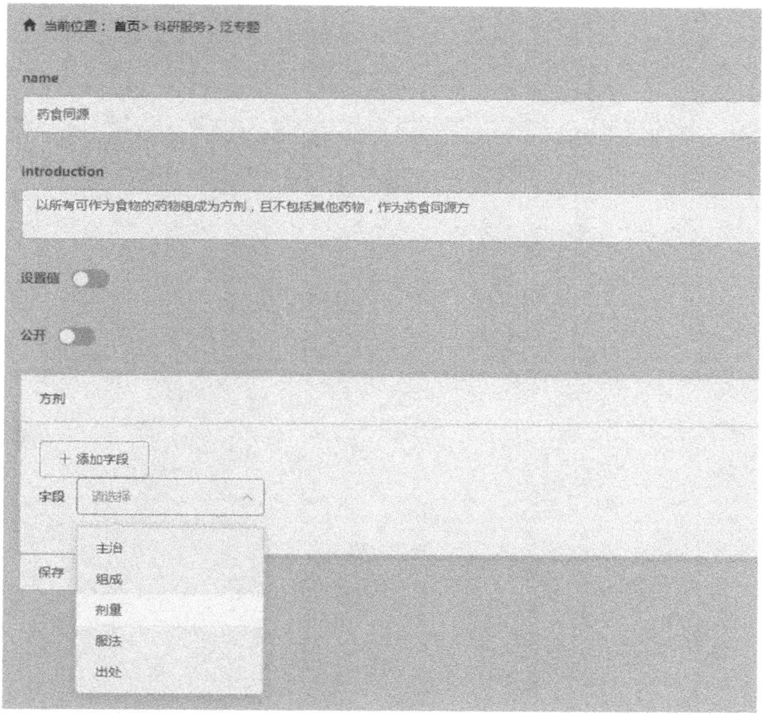

图 7－84　选择字段

点击"设置值",出现值域列表框,设置值域(图7-85)。

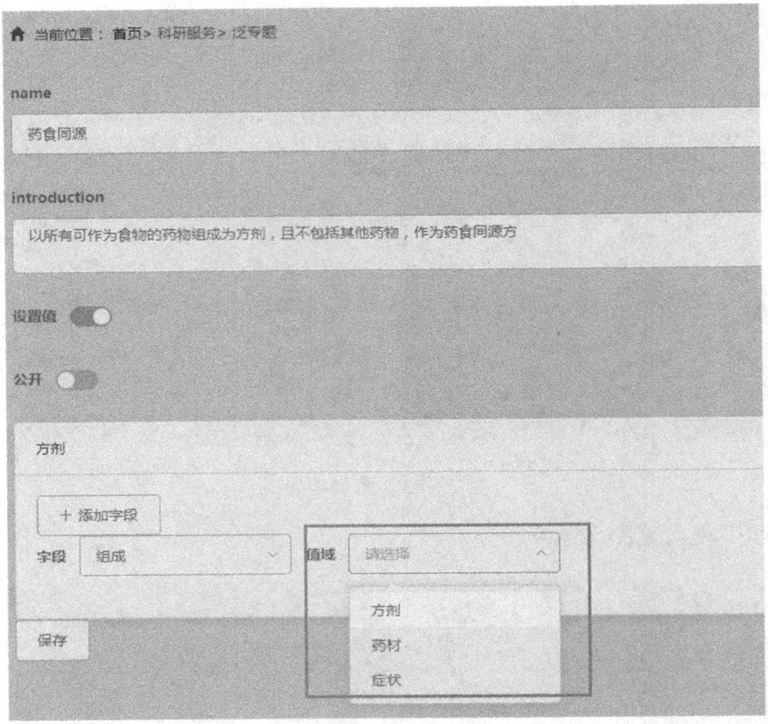

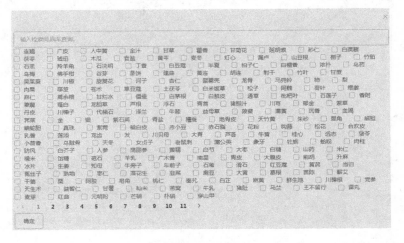

图7-85 设置值域

再点击"设置",查找设置的药物并勾选,点击"确定"(图7-86)。

图7-86 设置值

值后面会出现刚才勾选的药物，点击"保存"（图 7 – 87）。

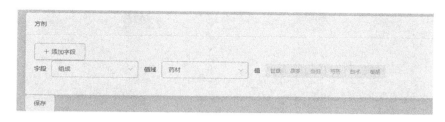

图 7 – 87 设置完毕

最后，可在列表里看到创建的模板（图 7 – 88）。

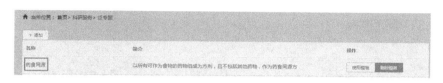

图 7 – 88 创建成功

（2）使用模板

点击"使用模板"（图 7 – 89）。

图 7 – 89 使用模板

可以根据字母查找刚才勾选的药物（图 7 – 90）。

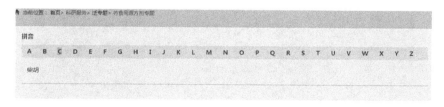

图 7 – 90 字母查找药物

点击该药物，可以看到其功用，组成的方剂以及该方剂的其他组成药物（图 7 – 91）。

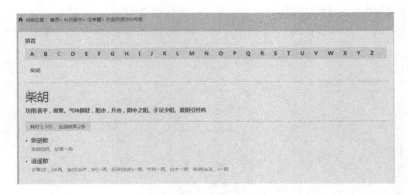

图 7-91　专题展示页

（3）删除模板

点击"删除模板"即可（图 7-92）。

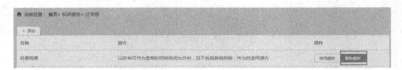

图 7-92　删除模板

7.4.7　研究评价

展示所有资源中的作者、人物或者专家等人才信息，能够对人才信息进行检索，查看人才发布的期刊论文和专利等信息（图 7-93）。

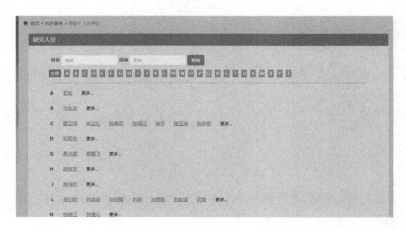

图 7-93　人才评价

单击"Z",展示首字母为 Z 的作者。点击"张广田",查询所有名称为"张广田"作者,每个作者可进入查看作者详情,与前面一致(图 7 – 94、图 7 – 95)。

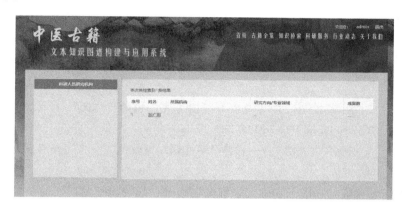

图 7 – 94 作者"张广田"

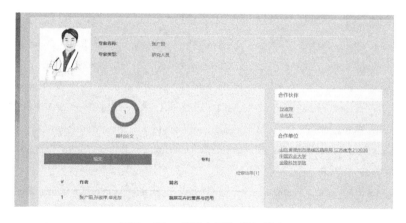

图 7 – 95 "张广田"详细信息

7.5 本章小结

本章主要介绍专题知识库自动生成平台相关技术与系统功能。平台技术部分涵盖了本体构建、发布与审批流程,以及词典、语料等资源的处理流程,此外,还包括项目与任务管理版块。系统功能部分介绍了本系统的主要功能版块,直观地展示了网站首页、古籍全览、知识检索、科研服务、行业动态、后台管理等各个功能功能、使用方法及可视化效果。

参考文献

［1］ 陈力．中文古籍数字化的再思考［J］．国家图书馆学刊，2006，15（2）：42－49．
DOI：10.3969/j.issn.1009－3125.2006.02.009.

［2］ 张鸣．知识服务方式之一——构建学科专题知识库［J］．图书馆学刊，2006，28
（3）：108－110.

［3］ 徐绪堪，蒋勋，苏新宁．面向知识服务的知识组织框架体系构建［J］．情报学报，
2013，32（12）：1278－1287．DOI：10.3772/j.issn.1000－0135.2013.12.005.

［4］ 黄欢，赵钢．人工智能在医疗及神经病学领域的应用［J］．华西医学，2018，v.33
（6）：10－14.

［5］ Devlin J, Chang M W, Lee K, et al. Bert: Pre－training of deep bidirectional transformers
for language understanding［J］. arXiv preprint arXiv: 1810.04805, 2018.

［6］ Vaswani A, Shazeer N, Parmar N, et al. Attention is all you need［C］//Proceedings of the
31st International Conference on Neural Information Processing Systems. 2017: 6000－6010.

［7］ Zhong L, Cao J, Sheng Q, et al. Integrating Semantic and Structural Information with Graph
Convolutional Network for Controversy Detection［J］. arXiv preprint arXiv:
2005.07886, 2020.

［8］ Li Y, Bontcheva K, Cunningham H. SVM based learning system for information extraction
［C］//International Workshop on Deterministic and Statistical Methods in Machine Learn-
ing. Springer, Berlin, Heidelberg, 2004: 319－339.

［9］ Wallach H M. Conditional random fields: An introduction［J］. Technical Reports（CIS），
2004: 22.

［10］ Rabiner L, Juang B. An introduction to hidden Markov models［J］. ieee assp magazine,
1986, 3（1）：4－16.

［11］ Ma X, Hovy E. End－to－end sequence labeling via bi－directional lstm－cnns－crf［J］.
arXiv preprint arXiv: 1603.01354, 2016.

［12］ Jing K, Xu J. A survey on neural network language models［J］. arXiv preprint arXiv:
1906.03591, 2019.

［13］ McCallum A, Freitag D, Pereira F C N. Maximum entropy Markov models for information extraction and segmentation ［C］//Icml. 2000，17（2000）：591 –598.

［14］ Jaskie K, Spanias A. Positive and unlabeled learning algorithms and applications：A survey ［C］//2019 10th International Conference on Information, Intelligence, Systems and Applications（IISA）. IEEE, 2019：1 –8.

［15］ Liu B, Lee W S, Yu P S, et al. Partially supervised classification of text documents ［C］//ICML. 2002，2（485）：387 –394.

［16］ Yu H, Han J, Chang K C C. PEBL：positive example based learning for web page classification using SVM ［C］//Proceedings of the eighth ACM SIGKDD international conference on Knowledge discovery and data mining. 2002：239 –248.

［17］ Li X, Liu B. Learning to classify texts using positive and unlabeled data ［C］//IJCAI. 2003，3（2003）：587 –592.

［18］ Chaudhari S, Shevade S. Learning from positive and unlabelled examples using maximum margin clustering ［C］//International Conference on Neural Information Processing. Springer, Berlin, Heidelberg, 2012：465 –473. Buciluǎ C, Caruana R, Niculescu – Mizil A. Model compression ［C］//Proceedings of the 12th ACM SIGKDD international conference on Knowledge discovery and data mining. 2006：535 –541.

［19］ Hinton G, Vinyals O, Dean J. Distilling the knowledge in a neural network ［J］. arXiv preprint arXiv：1503. 02531, 2015.

［20］ Romero A, Ballas N, Kahou S E, et al. Fitnets：Hints for thin deep nets ［J］. arXiv preprint arXiv：1412. 6550, 2014.

［21］ You S, Xu C, Xu C, et al. Learning from multiple teacher networks ［C］//Proceedings of the 23rd ACM SIGKDD International Conference on Knowledge Discovery and Data Mining. 2017：1285 –1294.

［22］ Lopes R G, Fenu S, Starner T. Data – free knowledge distillation for deep neural networks ［J］. arXiv preprint arXiv：1710. 07535, 2017.

［23］ Li T, Li J, Liu Z, et al. Few sample knowledge distillation for efficient network compression ［C］//Proceedings of the IEEE/CVF Conference on Computer Vision and Pattern Recognition. 2020：14639 –14647.

［24］ Aytar Y, Vondrick C, Torralba A. Soundnet：Learning sound representations from unlabeled video ［J］. arXiv preprint arXiv：1610. 09001, 2016.

［25］ Shen Z, He Z, Xue X. Meal：Multi – model ensemble via adversarial learning ［C］//Proceedings of the AAAI Conference on Artificial Intelligence. 2019，33（01）：4886 –4893.

［26］ Liang C, Yu Y, Jiang H, et al. Bond：Bert – assisted open – domain named entity recognition with distant supervision ［C］//Proceedings of the 26th ACM SIGKDD International Conference on Knowledge Discovery & Data Mining. 2020：1054 –1064.

[27] R. S Zhou, Z. J Wang. A Review of a Text Classification Technique: K – Nearest Neighbor [C] // International Conference on Computer Information Systems & Industrial Applications. 2015.

[28] Raschka S. Naive Bayes and Text Classification I – Introduction and Theory [J]. 2014.

[29] Joachims T. Making large – scale SVM learning practical [R]. Technical report, 1998.

[30] Y. Kim, "Convolutional neural networks for sentence classification," Proceedings of the 2014 Conference on Empirical Methods in Natural Language Processing (EMNLP). 2014: 1746 – 1751.

[31] Zhou P, Qi Z, Zheng S, et al. Text Classification Improved by Integrating Bidirectional LSTM with Two – dimensional Max Pooling [C] //Proceedings of COLING 2016, the 26th International Conference on Computational Linguistics: Technical Papers. 2016: 3485 – 3495.

[32] Peters M, Neumann M, Iyyer M, et al. Deep Contextualized Word Representations [C] // Proceedings of the 2018 Conference of the North American Chapter of the Association for Computational Linguistics: Human Language Technologies, Volume 1 (Long Papers). 2018: 2227 – 2237.

[33] Radford A, Narasimhan K, Salimans T, et al. Improving language understanding by generative pre – training. 2018.

[34] Raffel C, Shazeer N, Roberts A, et al. Exploring the limits of transfer learning with a unified text – to – text transformer [J]. arXiv preprint arXiv: 1910.10683, 2019.

[35] Schick T, Schütze H. Exploiting cloze questions for few – shot text classification and natural language inference [J]. arXiv preprint arXiv: 2001.07676, 2020.

[36] Maron M E, Kuhns J L. On Relevance, Probabilistic Indexing and Information Retrieval [J]. Journal of the Acm. 1960, 7 (3): 216 – 244.

[37] David M Blei, Andrew Y Ng, Michael I Jordan. Latent dirichlet allocation [J]. Journal of Machine Learning Research, 2003, 3 (33): 993 – 1022.

[38] Le Q V, Mikolov T. Distributed Representations of Sentences and Documents [J]. 2014.

[39] LE Q, MIKOLOV T. Distributed representations of sentences and documents [C]. International Conference on International Conference on Machine Learning. Beijing, China: JMLR, 2014: 1188 – 1196.